W0349638

Dr. Anja Dostert

Die verrückte Geschichte der Diät

Schlankheitswahn und Schönheitskult

Für meine Schulfreundin Gabi.
Gemeinsam betraten wir den
Irrgarten der Diäten.

Kontakt: anja.dostert@gmail.com
Lektorat: Susanne Hellmann
Umschlaggestaltung: Johannes Huber
Cover: Joan Crawford (1927) © Library of Congress, USA

15.24 x 22.86 cm (6" x 9")
Schwarzweiß auf weißem Papier
1. Auflage 2013
ISBN-13: 978-1491012307

Vorwort

„Wer sich nicht an die Vergangenheit erinnern kann, ist dazu verdammt, sie zu wiederholen.“ Der Philosoph George Santayana (1863-1952) fasst das Dilemma der Diäten zusammen: Wir haben eine weitreichende Diät-Vergangenheit und erinnern uns maximal an die Trends der letzten 15 Jahre. Diäten wiederholen sich wie die Mode – wobei wir über die alten Modetrends wesentlich besser informiert sind!

Das Streben nach Schönheit gab es schon immer, denn Schönheit verbesserte den eigenen Status und schaffte Vorteile in der Gesellschaft. Das jeweilige Schönheitsideal war von der vorherrschenden Kultur abhängig. Eins hat sich nie geändert: Die Menschen versuchen immer, das gerade bevorzugte Ideal zu erreichen.

Schon vor mehr als 2000 Jahren wurde auf das Gewicht geachtet. Die Notwendigkeit zur Diät war zunächst ein Luxusproblem. Dicke hatten genügend Nahrung zur Verfügung, daher wurden die ersten Diäterfahrungen von den Reichen und Mächtigen gemacht. Die Ärzte suchten nach Lösungen für ihre wohlhabenden Patienten und empfahlen das, womit sie selbst erfolgreich waren. Heute hat sich die Verbreitung der Fettleibigkeit umgekehrt: Den größten Anteil übergewichtiger Menschen findet man in den unteren Bildungsschichten.

Man könnte die heutigen Methoden als alten Wein in neuen Schläuchen bezeichnen. Die erste Low-Carb-Diät kam schon im Jahr 1864 nach Deutschland, als ein Heilkundeprofessor den englischen Bestseller der berühmten Banting-Diät übersetzte. Ab etwa 1900 wurde das Wissen über die Abläufe im menschlichen Körper genauer, trotzdem gab es auch danach noch Auswüchse der Scharlatanerie, sei es aus Unwissenheit oder Geschäftstüchtigkeit. Früher wie heute hat man erbittert über die richtige Methode gestritten, Geld verdient und gegen den Jojo-Effekt gekämpft.

Ich wünsche Ihnen viel Spaß und faszinierende Erkenntnisse auf Ihrer Zeitreise durch die Geschichte der Diät!

Inhaltsverzeichnis

Schlankheitswahn und Schönheitskult

Bevor wir in die Diätgeschichte starten, verschaffen wir uns einen ersten Überblick über die zu verschiedenen Zeiten vorherrschenden Schönheitsideale. Einige Menschen machten bereits vor vielen Jahren durch extreme Körperfülle auf sich aufmerksam.

Wie die nationale Verzehrsstudie 2007 ergab, halten in Deutschland 11,6% der Menschen gerade Diät. Frauen sind häufiger betroffen als Männer, mit steigendem Alter springen die Herren ebenfalls auf den Diät-Zug auf. Die wichtigste Motivation ist der Wunsch, das Gewicht zu reduzieren, erst weit danach kommen gesundheitliche Gründe wie Diabetes, Bluthochdruck oder Fettstoffwechselstörungen. Massives Übergewicht ist eine große Belastung, Alltagstätigkeiten fallen mit steigendem Gewicht zunehmend schwerer. Die meisten Diäten werden jedoch gemacht, um die Figur den aktuellen Normen anzupassen. Was in einer Gesellschaft als schön empfunden wird, ist weitgehend kulturell bestimmt. Herrscht Nahrungsmangel, sind wohlbeleibte Körper Ausdruck von Wohlhaben und Macht. In der Wohlstandsgesellschaft assoziiert man Körperfülle mit mangelnder Selbstkontrolle. Früher vermuteten Mediziner bei Übergewichtigen eine geringere Intelligenz, ein schlechteres Gedächtnis und schwächere Sinne.

Die amerikanischen Präsidenten sind alle von ähnlicher Statur: schlank, gut trainiert, angegraut. Nur William Howard Taft (1857-1930) war eine Ausnahme, er war von 1909 bis 1913 im Amt und mit gut 150 kg der Schwergewichtigste aller Präsidenten. Man sagt, er sei in der Badewanne des weißen Hauses stecken geblieben, seine Mitarbeiter mussten den Präsidenten mit Butter eingeschmieren, um ihn aus seiner misslichen Lage zu befreien. Taft soll danach gelobt haben, abzunehmen. Trotzdem sind nicht die Badewannen des weißen Hauses Grund für die Statur der amerikanischen Präsidenten, sondern die Erwartung ihrer Wähler. Genau wie ein Manager auch soll das amerikanische Staatsoberhaupt sportlich und schlank sein.

Der Mexikaner Manuel Uribe Garza (geb. 1965) hält den Rekord, mit 592 kg der schwerste Mensch der Welt gewesen zu sein. Mit der Sears- oder Zone-Diät hat er mittlerweile abgenommen, heute beträgt sein Gewicht 196 kg. Garza hatte seine Körperfülle geschickt für seine Popularität genutzt, es wurden zahlreiche Dokumentationen über den Mexikaner gedreht. Massives Übergewicht war auch früher eine Kuriosität, mit der man Geld verdienen konnte. Der Engländer Daniel Lambert (1770-1809) verdiente mit einem Gewicht von 315 kg seinen Lebensunterhalt, indem er in einem für ihn geeigneten Wagen nach

London fuhr und dort Besucher gegen Geld empfing. Der Andrang war enorm, sogar König Georg III. zählte zu den Besuchern. Ein Sommer in London genügte, um aus Lambert einen vermögenden Mann zu machen. Er reiste gerade auf einer Tournee durch England, als er plötzlich Atembeschwerden bekam und wenige Minuten später tot umfiel. Um den Leichnam aus dem Gasthof zu transportieren, musste eine Wand eingerissen werden. Zwanzig Männer bemühten sich eine halbe Stunde lang, bis der große Sarg endlich im Grab versenkt war. Zuletzt hatte der schwerste Mann seiner Zeit 335 kg gewogen. Man vermutet heute, dass er an Verfettung des Herzens oder an einer Lungenembolie gestorben war. Die Mediziner beschrieben etliche übergewichtige Patienten in ihren Publikationen, dies waren jedoch zunächst Einzelfälle. Der Amsterdamer Arzt Nicolaas Tulp (1593-1674) hatte eine fünfjährige Patientin, die 75 kg auf die Waage brachte. Der dänische Arzt und Entdecker des Lymphsystems Thomas Bartholin (1616-1680) beschrieb ein zehnjähriges Mädchen mit 100 kg Gewicht, das zeitweise als Attraktion auf Jahrmärkten ausgestellt wurde.

Die ersten Abbildungen von Körpern sind Höhlenmalereien und Figurinen aus der jüngeren Altsteinzeit. Der weibliche Körper wurde mit üppigen Brüsten und breiten Hüften dargestellt, den Symbolen der Fruchtbarkeit. Die Oberschenkel waren stämmig und die Arme zierlich. Fett bedeutete Überleben von Mutter und Kind. Malereien von Frauen in Gebärposen zeigen ebenfalls Frauen mit kräftiger Figur. Es gibt nur wenige Statuetten von Männern, vermutlich huldigte man in diesen ersten Darstellungen bevorzugt der Frau als Symbol der Fruchtbarkeit. Die Venus vom Hohlefels ist eine 6 cm hohe Figurine, die 2008 in der schwäbischen Alb entdeckt wurde. Die kleine Figur hat eine Öse und war vermutlich als Anhänger konzipiert. Die Venus hat ein Alter von etwa 35.000 bis 40.000 Jahren und ist die älteste gesicherte Darstellung eines Menschen. Die Figurine zeigt den Rumpf einer kräftigen Frau mit überdimensionierten Brüsten und einem fülligen Oberkörper.

Im alten Ägypten wurde der schlanke Körper verehrt. Die Ägypter hatten ein striktes Schlankheitsideal, das sich bis in die unteren Schichten der Bevölkerung erstreckte. Fettpolster, Körperhaare und Sommersprossen waren nicht erwünscht. Die Griechen bevorzugten einen trainierten und nicht zu dicken Körper, Balance war gefragt. Ernährung, körperliche Bewegung und Hygiene besaßen einen hohen Stellenwert. Im antiken Griechenland galten ausgewogene und harmonische Proportionen als schön. Die Venus von Milo ist ein gutes Beispiel für die perfekte griechische Frau: kleine und feste Brüste, ein kräftiges und gebärfreudiges Becken. Die Griechen befassten sich in ihren medizinischen und philosophischen Schriften auch mit Ernährung. Ein dicker Bauch galt als Zeichen der Verweichlichung. Bewegung und das Auslösen von Erbrechen waren gängige Methoden, die gegen Fettleibigkeit empfohlen wurden. Im antiken Rom galt Fettleibigkeit als ein Zeichen des Wohlstandes und war ein Geschenk der Götter. Wer es sich leisten konnte, der aß, was hineinpasste. Magere Menschen standen im Verdacht, krank oder arm zu sein. Bei Frauen wurden ausladende Hüften mit breitem und gebärfreudigem Becken bevorzugt. Zwar trainierten die reichen Römer und schwitzten auch gerne in ihren Badethermen, jedoch mit dem Ziel, den Appetit anzuregen. Im antiken Gallien waren die Menschen ebenfalls keine Kostverächter. Trotzdem war ein anmutiger und schlanker Körper das Ziel der weiblichen Schönheitsmaßnahmen. Die Frau umwickelte ihren Körper mit Bändern, um die Taille schlanker wirken zu lassen und die Brust zu betonen.

Mit Beginn des Christentums wurden Ausschweifungen und Völlerei verurteilt, Mäßigkeit war eine wichtige Tugend. Intensive Körperpflege wurde abgelehnt, die Körperlichkeit trat in den Hintergrund. Völlerei wurde von der Kirche als Sünde angesehen, trotzdem wurde von all jenen kräftig gespeist, die es sich leisten konnten – Mönche und Kirchenoberhäupter inklusive. Auf Burgen und in Klöstern wurde bei jeder sich bietenden Gelegenheit gefeiert. Die Frau des Mittelalters hatte weiße Haut und lange gelockte Haare, sie war schön und schlicht, mit kleinem und festem Busen. Im Mittelalter war die perfekte Stirn mit einer wohlgeformten, oberen Rundung das absolute Schönheitsideal. Im 15. Jahrhundert rupften sich die Frauen deshalb sogar die Haare am Haaransatz heraus. Es dachte fast niemand an das Abnehmen, die meisten Menschen lebten in Armut und kämpften täglich um ihr Überleben.

In der Renaissance lebte man in Adel und Bürgertum ausschweifend, der wohlhabende Mensch war dick. Magere Frauen seien zum Gebären unfähig, so sagte man. Fleischige weibliche Körper mit wogenden Brüsten wurden als verführerisch wahrgenommen. Man bevorzugte bei der Frau ein ovales Gesicht, grazile Arme und Beine und üppige Rundungen. Die ideale Frau war wohlbeleibt, hatte starke Hüften und einen kleinen, hochsitzenden Busen. In der Renaissance war der porzellanfarbene Teint in Mode, zur Not wurde mit Bleiweiß und Quecksilber nachgeholfen. Leonardo Da Vinci portraitierte eine aus Sicht der Renaissance perfekte Frau, als er die Mona Lisa malte. Doch das Gewicht konnte auch eine Belastung sein, wie der Italiener Luigi Cornaro nach einigen ausschweifenden Jahren feststellte: Er publizierte den erste Bestseller des Diätmarktes. Im Barock kam die Wespentaille, die üppigen Proportionen der Körper wurden mittels Korsett in Form gebracht. Man trug Hochsteckfrisuren und bedeckte die Haut mit Puder. Der Barockmaler Rubens stellte die Frauen mit üppigen Rundungen dar. Auf ihn geht der Begriff der „Rubensfigur“ zurück. Im Rokoko wurde alles noch farbiger und geschmückter. Auch in der französischen Gesellschaft des 18. Jahrhunderts nahm man füllige Menschen als erfolgreich und intelligent wahr. Zucker und Fett waren beliebt zum Erhalt der Leibesfülle, sofern man es sich leisten konnte. Diäten waren Maßnahmen, die der Gewichtszunahme dienten. Man verwendete häufig Klistiere zur guten Verdauung. Der Leib wurde mit Ölen massiert und an Schenkeln, Rücken und Bauch geschröpft. Noch vor der französischen Revolution wandelte sich die Mode, die Frauen schnürten sich in sehr enge Korsetts. Unter der Hungersnot änderte sich das Schönheitsideal weiter, starke und muskulöse Frauen wirkten verführerisch. Nach der französischen Revolution diktierte Napoleon die Mode, Kleider mit hoher Taille waren für die Frauen Vorschrift an seinem Hof.

Nach der französischen Revolution wurde die Kleidung zunächst bequemer und praktischer. Kleider wurden unter dem Busen abgenäht und die Frauen verwendeten nur wenig Make-Up. Keira Knightley verkörperte dieses Ideal im Film „Stolz und Vorurteil“, wo sie als Elisabeth Bennet zusammen mit ihren Schwestern auf der Suche nach einem vermögenden Mann ist. Das Korsett kam jedoch bald wieder, und die Kaiserin Elisabeth von Österreich-Ungarn wurde in ganz Europa für ihre schmale Taille bewundert. Schrittweise verbesserte sich die Nahrungsversorgung der gesamten Bevölkerung, das städtische Bürgertum begann, sich an dem Schlankheitsideal des Adels zu orientieren. Um 1850 waren die meisten Männer mit Zugang zu ausreichend Nahrung korpulent. Die Frauen sollten jedoch zierlich, melancholisch und blass sein. Der Ohnmachts- und Schwächeanfall wirkte auf die Männer verführerisch. Durch die vorherrschende Korsettmode kam es häufig genug dazu.

Ab etwa 1880 schossen die Veröffentlichungen der Ärzte zum Thema Ernährung in die Höhe, es wurden die unterschiedlichsten Konzepte entwickelt, denen wir teilweise heute noch folgen. Abnehmen war jedoch nicht das primäre Ziel der Ärzte und Naturheiler: Nahrung sollte Krankheiten heilen und ein langes Leben ermöglichen.

Mit dem Fortschritt in Medizin und Landwirtschaft kam auch die Gegenbewegung: Die Lebensreformer entwickelten die ersten Ideen bewusster Lebensweise, man propagierte Vollwerternährung, Rohkost und teilweise die vegetarische Lebensweise. In dieser Zeit wurde der Begriff der Schlacke geprägt, eine ominöse Substanz, von der der menschliche Körper gereinigt werden musste. Die Ideen der Ernährungsreformer hielten einige Jahre später Einzug in die allgemeine Bevölkerung. Es kam zu Konflikten zwischen Naturheilern und Schulmedizinern. Diese Auseinandersetzungen wurden in den medizinischen Publikationen vehement ausgetragen. Es wurde insbesondere diskutiert, wie viel Eiweiß der Mensch benötige und ob eine vegetarische Kost gesünder sei.

Um den Jahrhundertwechsel 1900 startete der Siegeszug der puritanischen Leistungsethik: Fett wurde mit Trägheit in Verbindung gebracht, Schlankheit stand für Erfolg und Leistungswillen. Das ungesunde Korsett verschwand aus den Kleiderschränken der Damen. Schlank und jugendlich sollte die Frau aussehen, sportlich trainiert und in Form gebracht, trotzdem nicht zu athletisch. Eine leichte Tönung der Haut war in Mode. In dieser Zeit, die man auch als Belle Époque bezeichnet, gab es zunächst unterschiedliche Vorlieben. Viele Männer wünschten schlanke Frauen mit üppigen Brüsten, es gab jedoch auch Bewunderer fülligerer Frauen mit ausladendem Po, Becken und Oberschenkel, wie sie der Maler Paul Cézanne (1839-1906) darstellte. Schlankheitsmittel und Diätmethoden wurden jetzt umfangreich beworben. In der gehobenen Gesellschaft wurden die Thermalbäder und Kursanatorien beliebt. Man fuhr zur Kur für die Gesundheit, die Geschäfte und zum Amüsieren. Badekuren mit abmagernder Wirkung bekamen immer größeren Erfolg, so dass die Kapazität der Orte um 1910 erhöht werden musste. Mineralwasserkuren, Milchkuren, die Schrothkur und Diäten wurden in den Häusern angeboten.

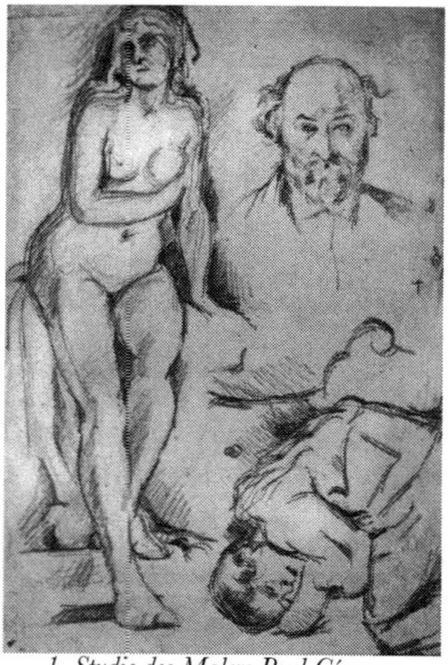

1. Studie des Malers Paul Cézanne

Nach dem Ersten Weltkrieg machte die Diät einen Sprung in die gesellschaftliche Mittelschicht: Die Frauen konnten ihre Körper nicht mehr mit Korsetts formen und die Pariser Mode brachte jedes überflüssige Gramm gnadenlos zum Vorschein. Die jungenhafte Figur kam für die Frauen in Mode, Männer sollten schlank und trainiert sein. Bis zum Zweiten Weltkrieg wurde unter Einsatz zahlreicher fragwürdiger Mittel und Radikaldiäten abgespeckt. Dann übernahmen die Nationalsozialisten die PR und propagierten genau die Ernährungsmethoden, die ihnen im Hinblick auf den geplanten Krieg und die „Gesunderhaltung des Volkskörpers" sinnvoll erschienen. In den USA bremsten die Folgen der Wirtschaftskrise 1929 den Siegeszug der Diätindustrie. Der Zweite Weltkrieg sollte das Thema Diät bis in die 1960er-Jahre zur einer Randerscheinung werden lassen. Nach den harten Zeiten des Zweiten Weltkrieges kam die üppige Kurve zurück. Die wohlgenährte Figur lag im Trend. Nach den erlittenen Entbehrungen wollte man das Verpasste aufholen, daher setzte man in den späten 1950er- und 1960er-Jahren ordentlich Fett an, dem anschließend der Kampf angesagt wurde: Der Trend ging weg von der kurvigen Figur einer Marilyn Monroe zur jungenhaften und zerbrechlichen Twiggy. Seit dieser Zeit ist das Interesse an Diäten ungebrochen.

In den 1970er-Jahren war die schmale Taille mit großen, dramatisch dunkel geschminkten Augen für die Frau in Mode. Je radikaler eine Diät war, desto besser: Nulldiäten, fasten und die Grapefruit-Diät sollten den schnellen Erfolg bringen, niemand dachte an den Jojo-Effekt oder an schädliche Nebenwirkungen einer Mangelernährung. Die ersten Muckibuden eröffnen ihre Pforten, wurden jedoch erst ein Jahrzehnt später in den Achtzigern durch Arnold Schwarzenegger populär. Jetzt kamen Schulterpolster, Leggings und kunterbunte Kleidung in Mode. Jane Fondas Aerobic-Welle verbreitete sich in der ganzen westlichen Welt. Gegen Ende der Achtziger musste man durchtrainiert und gut gebräunt sein, um mithalten zu können. Jetzt war die Zeit der Topmodels. Claudia Schiffer, Cindy Crawford und „The Body" Elle McPherson eroberten die Laufstege. Zum Abnehmen musste das Essen fettarm sein. In den letzten Jahren war den Menschen der Zusammenhang zwischen Blutfetten und Herzinfarkt immer wieder eingebläut worden. Die Frauenzeitschrift „Bild der Frau" betrat die Bühne und propagierte im Trend der Zeit kohlenhydratreiche und fettarme Diäten wie z.B. die „Brot-Diät" oder die „Apfel-und-Reis"-Diät. Das Bild der 1990er wurde durch die junge Kate Moss und den „Heroin Chic" geprägt: blass, dünn, spitze Hüftknochen, eckige Schultern und eine winzige Taille. Hauptsache mager, so die Devise. Das Idealgewicht der

Models war Untergewicht. Die Low-Carb-Diäten betraten allmählich die Bühne, man ernährte sich weiterhin fettarm und griff auf den reichen Diätschatz der vorherigen Jahrzehnte zurück.

Zur Jahrtausendwende sollte die Frau weiterhin groß und schlank sein und eine schmale Taille haben, dazu ein großer Busen. Um diesen Spagat zu schaffen, wurde und wird häufig operativ nachgeholfen, denn es ist fast unmöglich, sehr schlank zu sein und trotzdem eine spektakuläre Oberweite zu besitzen. Man briet nicht mehr in der Sonne, war aber nach wie vor leicht gebräunt. Niemand gab zu, eine strikte Diät zu befolgen: Die Menschen lehnten „Radikaldiäten“ ab und sprachen lieber von „Ernährungsumstellung“.

Trotzdem tun viele Menschen auch heute genau das, was sie vorher auch getan hatten: Sie suchen nach einer Methode für den schnellen Erfolg. 2010 gelten die Models von Victoria's Secret als die schönsten Frauen der Welt. Sie sind groß, dünn und wirken natürlich und gut gelaunt. Sport wird groß geschrieben: Gesund und sportlich sollen die Menschen aussehen. Low-Carb-Ernährung ist der Trend des neuen Jahrtausends. Menschen ernähren sich wie in der Steinzeit oder verzichten abends auf Kohlenhydrate. Viele der alten Methoden haben sich bis heute gehalten oder tauchen immer immer wieder auf, wie z.B. die schier unverwüstliche Grapefruit-Diät, die uns 1920, 1970 und 2004 den schnellen Erfolg durch fettschmelzende Enzyme versprach. Aber fangen wir in Ruhe von vorne an.

Die Antike

Essen ist lebenswichtig, daher hat das Thema der Ernährung die Menschen schon immer beschäftigt, ob es an Nahrung mangelte oder der Tisch reich gedeckt war. Ägypter, Griechen und Römer vertraten vollkommen unterschiedliche Philosophien bezüglich Körperfülle und Ernährung.

Die Ägypter

Wir werfen zunächst einen Blick in eine riesige Zeitspanne, denn das alte Ägypten reichte von 4000 bis 332 vor Christus. Die älteren Darstellungen ägyptischen Ursprungs zeigten meist üppige Körper. Im 16. Jhd. v. Chr. wurde in den ältesten erhaltenen medizinischen Aufzeichnungen, den „Papyrus Ebers", schon die Krankheit Diabetes beschrieben. Die altägyptische Königin Hatchepsut, die etwa von 1479 bis 1458 v. Chr. als Pharaonin regierte, war vermutlich übergewichtig, denn es gibt Hinweise auf hängende Brüste in den mumifizierten Überresten, Wandgemälde zeigen Hatchepsut als sehr dicke Frau. Sie war die erste Frau, die das altertümliche Ägypten regierte und ließ sich oft als Mann abbilden. Hatchepsut starb an Krebs oder an Diabetes. Die Pharaonin litt wahrscheinlich auch an Gicht, Osteoporose und Arthritis. Hatchepsut wurde zwischen 35 und 60 Jahre alt, die Quellenlage ist nicht eindeutig. 2007 wurde der Leichnam der Pharaonin mittels Erbgut- und Zahnanalyse identifiziert. Vieles spricht dafür, dass Hatchepsut sich zu Tode gecremt hat: In den Überresten der Lotion ihrer Grabbeilage fanden die Wissenschaftler krebserregende Substanzen. Vermutlich hatte sie sich wegen ihrer Schuppenflechte so häufig eingecremt.

Trotz diesen frühen Zeugnissen von Üppigkeit kam am Nil die Schlankheit zum ersten Mal in Mode, nicht nur bei der wohlhabenden Bevölkerung, sondern auch bei den Frauen aus dem Volk. Zarte Taillen und schmale Hüften wurden in Gedichten besungen. Dazu gab es bereits unzählige Produkte und Anwendungen, um das Ziel eines schlanken Körpers zu erreichen. Die reichen Frauen wurden jeden Tag von Händlern besucht, die Schönheitsmittel verkauften. Es wurde eine Salbe mit Bockshornklee angeboten, die den Körper bis ins hohe Alter schlank erhalten sollte. In Produktresten aus Grabkammern konnte man Honig, Rizinusöl, Natriumkarbonat und Alabasterpuder (eine Gipsart) nachweisen. Eselsmilch sollte Sommersprossen bleichen, Schminke auf Basis von Mineralien die Schönheit betonen. Auch die Männer im alten Ägypten legten großen Wert auf ihre schlanke Silhouette. Massagen und Hydrotherapie waren beliebt. In medizinischen Texten wurde jungen Frauen empfohlen, auf ihre Menstruation zu achten, um schlank und schön zu bleiben. Allzu rasch aufeinanderfolgende Schwangerschaften waren zu vermeiden, da der Körper sonst zur Fettleibigkeit neige. Zur Verhütung sollte die Frau Akazienschoten, Koloquinten (Frucht einer Kürbispflanze) und Datteln in Honig zerstoßen und einen Tampon mit der Flüssigkeit tränken. Krokodilkot wurde zur Abtreibung in die Vagina eingeführt. Die Ägypter setzten fast täglich Abführmittel ein, ein beliebtes Mittel gegen Blähungen und Fettleibigkeit. Man sagt, dass Hippokrates (460-370 v. Chr.) dieses sowie zahlreiche weitere Rezepte übernommen hat. Die schlanke und elegante Linie am Nil blieb erhalten, bis die Römer Ägypten eroberten und die Frauen an Gewicht zulegten, um Cäsars Zenturien zu gefallen, denn die Römer hielten Magerkeit für höchst verdächtig. Man vermutet, dass auch Cleopatra (69-30 v. Chr.) auf diese Kriegslist zurückgegriffen hat.

Das antike Griechenland

„Polysarkia" ist das griechische Wort für Fettleibigkeit, es bedeutet wörtlich „Fleischesüberschuss". Schon die Griechen wussten, dass ungewöhnlich dicke Menschen früher starben als die Schlanken und dass sehr füllige Frauen Schwierigkeiten hatten, schwanger zu werden. Übermäßige Körperfülle war ein Zeichen moralischer Verfehlung. Im antiken Griechenland galten ausgewogene Proportionen als ästhetisch. Die Proportionenlehre der Griechen besagte, dass die Regeln von Schönheit auf dem Zusammenspiel von Zahlen und Proportionen beruhten. Die Diätetik des Altertums war eine umfassende und ganzheitliche Lehre. Das griechische Wort „diaita" bedeutet „Lebensweise" und umfasste bei den Griechen alle Maßnahmen, die zur Gesunderhaltung und zur Heilung beitrugen. Zu dick oder zu dünn sein, das war für die Griechen ein Zeichen eines ungesunden Körpers. Es bestand ein Ungleichgewicht zwischen den vier verschiedenen Körpersäften: gelbe Galle, schwarze Galle, Blut und Schleim.

Hippokrates (460-370 v. Chr.) war der berühmteste Arzt des Altertums und Begründer der Medizin als Wissenschaft. Er hatte schon so manches verstanden, was im Laufe der folgenden Jahrhunderte immer wieder vergessen wurde: Er wusste, dass es nicht für alle Menschen eine optimale Ernährungsweise gibt, dass die Menschen eine unterschiedliche Konstitution haben und je nach Alter, Region, Klima und Krankheiten eine andere Ernährung benötigen. Er berücksichtigte in seinen Überlegungen, dass nicht immer jedes Essen verfügbar ist. Eine Änderung der Ernährung sollte nach Hippokrates nur vorsichtig und graduell erfolgen. Hippokrates lehrte, dass übermäßiges Essen viel Bewegung und Arbeit erfordere, damit der Körper es assimilieren könne. Käme es zu einem Ungleichgewicht zwischen Essen und Arbeit, würde die Gesundheit des Menschen leiden. Im Sommer sollte der Mensch leicht und nicht zu umfangreich speisen. Man sollte viel trinken, allerdings nicht während des Essens, sondern in den Pausen zwischen den Mahlzeiten. Hippokrates beobachtete genau, was mit Menschen geschah, die zu viel aßen: Zunächst verfielen sie in einen langen und angenehmen Schlaf, jedoch wurde die Schlafqualität immer schlechter, je dicker die Menschen wurden. Der dicke Mensch bekam Schmerzen in verschiedenen Körperteilen oder gleich im ganzen Körper, er fühle sich immer müde und würde genau deshalb gerne ruhen und noch mehr essen. Hippokrates bemerkte, dass einige der Übergewichtigen an Blähungen litten, weil sie das viele Essen nicht vollständig absorbierten.

Den Diätwilligen empfahl Hippokrates, harter Arbeit nachzugehen und zu essen, während sie noch schwer atmend von der Anstrengung waren. Das Essen sollte mit Sesam und Gewürzen zubereitet werden und sehr fettreich sein, damit die Übergewichtigen sich mit wenig Essen bereits voll und satt fühlten. Sie sollten nur eine Hauptmahlzeit am Tag essen und einen verdünnten und gekühlten Wein dazu trinken. Fettleibige Menschen sollten viel spazieren gehen und auf einem harten Bett schlafen. Die Dauer des Spaziergangs sollte täglich gesteigert werden, am siebten Tag sollte man ein Hauptmahl erbrechen. Erbrechen, baden und salben wurden für das Abnehmen als förderlich betrachtet. Die Diätkur von Hippokrates dauerte insgesamt vier Wochen. Dem Sex sagte man nach, dass er die Faulheit begünstige, darauf sollte deshalb verzichtet werden. Hygiene hatte traditionell einen großen Stellenwert bei den Griechen. Man nutzte Dampfbäder und Schwimmbäder. Die Menschen glaubten, dass heißes Wasser die Haut weich mache, kaltes Wasser kräftige jedoch die Muskeln und helfe gegen einen vorstehenden Bauch. In der griechischen Antike erlebte die sportliche Ausarbeitung des Körpers einen ersten Höhepunkt. Athleten wurden in speziellen Trainingslagern ausgebildet. Das Training wurde auch im militärischen Bereich eingesetzt. Schwerfälligen Olympioniken empfahl Hippokrates lange Läufe und das Auslösen von Erbrechen, die Sportler sollten auf einem harten Bett schlafen.

Für den griechischen Philosophen Sokrates (469-399 v. Chr.) war das Verlangen nach übermäßigem Essen ein Risiko für sexuelle Promiskuität und somit eine soziale und persönliche Gefahr. Asketische Lebensweise und sexuelle Enthaltsamkeit wurden zu verschiedenen Zeiten in der menschlichen Geschichte immer wieder miteinander in Verbindung gebracht. Der griechische Schriftsteller Plutarch (45-125 n. Chr.) beschrieb den menschlichen Körper als ein Schiff, das man nicht überladen dürfe. Nach seiner Meinung war ein Arzt, der die Ernährung berücksichtigte, besser als Medikamente oder das Messer. Die Verantwortung lag für Plutarch beim Einzelnen, die eigene Psyche und Physis zu beeinflussen. Das griechische Konzept der Diätetik bildete die Grundlage der westlichen Medizinwissenschaft. Für die Griechen beinhaltete Diät dann den Gewichtsverlust, wenn er notwendig war. Grundsätzlich verfolgte man einen universellen Ansatz zur geistigen und körperlichen Gesundheit sowie zur Gesundheit der Gesellschaft.

Magerkeit verdächtig - das antike Rom

Während die Ägypter auf ihre schlanken Hüften bedacht waren und die Griechen Ausgewogenheit und Balance schätzen, schwelgte jeder Römer, der es sich leisten konnte, in Völlerei. Die Römer waren Genussmenschen und verschlangen – sobald sich die Gelegenheit bot – ungeheure Mengen an Nahrung. Magerkeit war in Rom verdächtig, man könne arm, krank oder gar von Lepra befallen sein. Körperfülle war ein äußeres Zeichen von Reichtum und schaffte Autorität. Es war nicht allen gegeben, sich den Bauch vollzuschlagen. Caesar lud 250.000 römische Bürger zu einem mehrtägigen Bankett ein, nachdem er Gallien erobert hatte. Obwohl sich sein Gefolge durch einen kräftigen Körper hervorzutun suchte, hatte Caesar selbst keine übermäßige Leibesfülle. Das Körpergewicht war für die Emporkömmlinge und Neureichen im alten Rom karriererelevant, sie versuchten einander an Leibesfülle zu übertreffen. Um die Gelage und Bankette hinreichend nutzen zu können, war es üblich, sich zwischendurch zu übergeben. Für die Römer bestand Schönheit nicht in einer athletischen Muskulatur. Bei Frauen bevorzugen die Römer üppige Brüste und ausladende Hüften, der Mann unterstrich seinen gesellschaftlichen Status durch seine Leibesfülle. Die reiche Frau gab ihr Kind an eine Amme weiter, um dem durch die Schwangerschaft gebeutelten Körper nicht noch mehr Schaden zuzufügen. Das arme Volk muss sich meist mit kärglichen Mahlzeiten begnügen.

Diätetik als Begriff für ein umfassendes Gesundheitskonzept wurde in der römischen Kaiserzeit von Galen wieder aufgegriffen: Galen (130-200 v. Chr., lat. Galenus) war ein großer Arzt und Anatom aus Pergamon (Bergama in der heutigen Türkei), er war ein Römer mit griechischen Wurzeln. Galen definierte die sechs nicht-natürlichen Dinge („sex res non naturales“) der Diätetik, diese sechs Bereiche sollten in einem ausgewogenen Verhältnis stehen: Licht und Luft, Speise und Trank, Arbeit und Ruhe, Schlafen und Wachen, Absonderungen und Ausscheidungen sowie Anregung des Gemüts. Das galenische Diätetiksystem sollte die abendländische Medizin in den nächsten 1500 Jahren beherrschen. Galen beschrieb die Ernährungsgewohnheiten des Römischen Reiches detailliert. Gute Ärzte sollten seiner Ansicht nach auch gute Köche sein. Galen beschrieb, wie er einen dicken Mann in kurzer Zeit deutlich verschlankt hatte: Er brachte seinen Patienten dazu, jeden Morgen zu laufen, bis er kräftig schwitzte, dann wurde der Mann abgebürstet und in ein warmes Bad gesteckt. Später am Tag durfte Galens Patient etwas essen, anschließend musste er arbeiten. Zur Diät empfahl Galen körperliche Bewegung sowie abführende und entwässernde Mittel zur Straffung der Haut. Galen dokumentierte einen weiteren Fall eines Mannes namens Nicomachus von Smyrna, der so dick gewesen sei, dass er nicht mehr von seinem Bett aufstehen konnte. Mit Dickleibigkeit verband Galen mangelnde Intelligenz.

Der römische Arzt Celsus (100 n. Chr.) vermutete neben Überernährung und Bewegungsmangel einen weiteren Grund für die Leibesfülle, nämlich die schlaffe Haut. Er empfahl bei starkem Übergewicht nur eine Mahlzeit pro Tag einzunehmen und gelegentlich eine Essigkur zu machen. Der Arzt Caelius Aurelianus (vermutlich 5. Jhd. n. Chr.) erwähnte die Fettleibigkeit erstmals als chronische Krankheit. Er empfahl, den Körper zu üben, sowie Nahrung mit wenig nährenden Stoffen aufzunehmen und wenig Flüssigkeit zu trinken. Im Gegensatz zu Galen vor ihm lehnte er Aderlass, Abführmittel und Einläufe ab, da diese den Körper zu sehr schwächen würden.

Den ersten künstlichen Süßstoff erfand man bei den Römern. Bei der Zubereitung von „Defrutum", einem unvergorenen, eingekochten Traubenmost, verstärkte man die Süße, indem man den Most in Bleigefäßen kochte, so bildete sich dann Bleizucker (auch Bleiessig oder Bleiacetat genannt). Diese Vorgehensweise war aus heutiger Sicht ausgesprochen gesundheitsschädlich. Kleine Mengen Blei werden in den Knochen abgelagert und nur sehr langsam ausgeschieden. Blei kann eine chronische Vergiftung auslösen, es kommt zu Kopfschmerzen, Müdigkeit, Abmagerung, Fruchtschäden und Zeugungsfähigkeit, die Blutbildung, das Nervensystem und die Muskulatur werden geschädigt. Defrutum wurde von den Römern als Süßstoff für Saucen und als allgemeines Süßungsmittel verwendet. Bleizucker wurde noch bis zum 19. Jahrhundert als Zuckerersatz eingesetzt, insbesondere Wein wurde damit gesüßt.

Auch die Gallier (600 bis 51 v. Chr.) schlemmten gerne. Trotzdem hielten die Römer, die Gallien zwischen 125 v. Chr. und 51 v. Chr. eroberten, die Essgewohnheiten der Gallier für barbarisch: Die Gallier hielten beim Schlemmen keine Ordnung in der Speisenfolge. Das aus „Asterix und Obelix" bekannte gebratene Wildschwein wurde häufig verzehrt, zusätzlich kamen Hasen, Gänse, Enten, Rebhühner und sonstiges Fleisch auf den Tisch. Dazu gab es aus Gerste gebrautes Bier, das sogenannte Korma. Die ideale gallische Frau war, wie man auf Portraits aus Marmor und Sandstein heute noch sehen kann, von schlankem Wuchs und hatte ein griechisch anmutendes Profil. Die Taille wurde mit Bändern umwickelt, um sie schlanker wirken zu lassen und die Schönheit der Brüste zu betonen. Die Gallier liebten die Frau hochgewachsen mit fließender Silhouette, kleinen Brüsten und hoher Taille. Mistelblätter waren für ihre schlank machende Wirkung bekannt. Die Mistel wurde in einem Ritual zur Wintersonnenwende gepflückt, in der längsten Nacht des Jahres. Die Anwendung der Mistel fand in festen Ritualen statt, die sicher dabei halfen, eine mögliche Vergiftung zu vermeiden: Misteln haben zahlreiche Nebenwirkungen, diese betreffen das Herz-Kreislauf-System, den Magen-Darm-Trakt sowie das Nervensystem. Balsam und Umschläge aus fermentierten Mistelblättern wurden von den Galliern gegen Zellulitis verwendet.

Fleisch im Brotmantel

Das Mittelalter begann in etwa im 6. Jhd. n. Chr. mit dem Ende der Antike und reichte bis zum 15. Jahrhundert. Es war geprägt von Widersprüchen: Einerseits sollte der Christ ein bescheidenes und asketisches Leben führen, andererseits wurde in Klöstern und Burgen sehr gut gespeist. In Zeiten des Mangels war Abnehmen kein Thema. Trotzdem entstand im Mittelalter eine Diät, die viele Jahre später zum Bestseller werden sollte.

Die Christen

Im Christentum galt übermäßiges Essen als Völlerei (gula). Die Völlerei zählte zu den sieben Hauptsünden (vita capitalia), die fälschlicherweise oft als „Todsünden" bezeichnet werden. Der Christ sollte den Versuchungen entgehen und sich in der Tugend der Mäßigung üben. Völlerei ist im Gegensatz zu den anderen Hauptsünden (Hochmut, Neid, Zorn, Trägheit, Habgier und Wollust) eine sichtbare Sünde. Im 6. Jahrhundert unterteilte Papst Gregor I (540-604) die Völlerei in verschiedene Unterarten: Nimis (zu viel essen), ardenter (essen mit Gier), forente (wild essen), praepropere (zwischen den Mahlzeiten essen), laute (zu teures Essen verspeisen) und studiose (zu wählerisch sein).

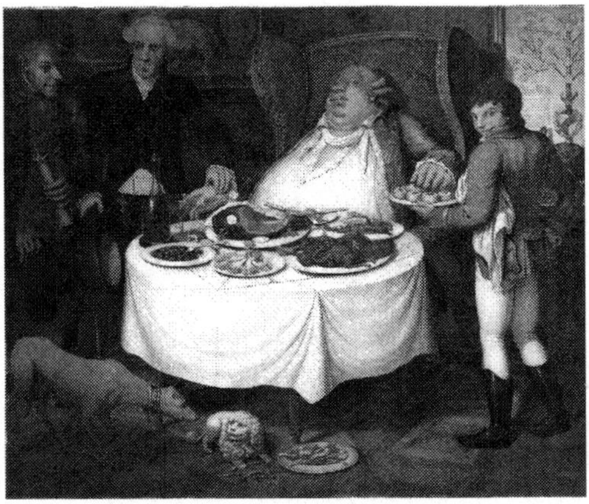

2. Der Völler, Gemälde von Georg Emanuel Opitz (1804)

Der Christ lebte bescheiden und war vom Fasten gezeichnet. An den Fastentagen entfiel das Frühstück und bei strenggläubigen Christen sogar das Mittagessen. Die Tischregel fordert Mäßigung, Zurückhaltung und Anstand. Der Körper wurde gering geschätzt, Leibesertüchtigung galt als unschicklich. Körperkult und Nacktheit wurden verabscheut, der Leib war die Quelle aller Versuchungen. Der Körper als

Quell der Sünde verdiente es nicht, dass man ihm übermäßige Aufmerksamkeit schenkte. Geschlechtsverkehr mit der bereits schwangeren Ehefrau war verboten. Die Schonkost der ersten Christen bestand aus Wasser und trockenem Brot, dessen waren die Christen jedoch bald überdrüssig. Der Kaiser Karl der Große (747-814) schlug sich den Bauch voll, genau wie seine Vasallen und die Geistlichen. Alle christlichen Feiertage und die Sonntage wurden mit guten Mahlzeiten gebührend gewürdigt; man kam mit dieser Taktik auf insgesamt 160 Feiertage im Jahr. In der Fastenzeit vor Ostern gab es Aal, Seelachs, Scholle oder Eier mit Gemüsepüree aus Bohnen und Linsen. Die Kost wurde nach Belieben durch Käse, Früchte, Kuchen und Bier ergänzt. Der Sonntag galt übrigens auch in der Fastenzeit als ein Feiertag. Findige Mönche behalfen sich an den Fastentagen damit, das geliebte Stück Fleisch im Brotmantel oder in Teigwaren zu verbergen. Zahlreiche der detaillierten Informationen erhielt man durch Auswertung klösterlicher Speisepläne. Die Satten und Wohlgenährten machen im Mittelalter nur einen kleinen Teil der Menschen aus, rund 90% der Bevölkerung führen ein anderes Leben. Nach harten Wintern oder in Kriegszeiten herrschte immer wieder Hungersnot. Zu Beginn des 11. Jahrhunderts entwickelte sich ein Umschwung hin zum traditionellen christliche Fasten, damit kehren trockenes Brot und dünne Suppen zurück auf die Speisepläne der Mönche. Ein Jahrhundert später kam mit dem heiligen Franz von Assisi (1181-1226) die strenge und asketische Diät in Mode. Im späteren Verlauf des Mittelalters kehren die Mönche jedoch wieder zum Schlemmen zurück.

Mittelalterliche Werke basierten auf den Ideen der Antike. Man führte die Diättradition von Hippokrates und Galen fort, jedoch war jetzt die Religion der Handlungshintergrund. Die alten Medizintexte wurden aus dem Griechischen und Arabischen ins Lateinische übersetzt. Avicenna, so der lateinische Name des persischen Arztes und Philosophen Ibn Sina (980-1037), zählt zu den berühmtesten Persönlichkeiten seiner Zeit. In seinem „Kanon der Medizin" beschrieb Ibn Sina, dass das übermäßige Fett die Gefäße zusammendrücke, die Bewegung der Lebensgeister behindere, das Herz einenge, den Atem nehme und drohe, die Lebenswärme zu ersticken. Fettleibige Menschen würden einen plötzlichen Tod riskieren. Ibn Sina empfahl den Dicken, nur Essen mit wenig Nährwert zu sich zu nehmen und dann dafür zu sorgen, dass das Essen möglichst schnell durch den Körper geschleust wird. Dies sollte mit Bewegung und Abführmitteln geschehen. Die wenigen Schlankheitsrezepte des Mittelalters waren fantasievoll, sie verbreiteten sich von Markt zu Markt und von Burg zu Burg. Es wurden Balsame verwendet oder auch Bandagen, um stark entwickelte Brüste zierlicher erscheinen zu lassen. Die ideale Brust musste im Mittelalter mit dem Handteller vollkommen umschließbar sein. Die Äbtissin Hildegard von Bingen (1098-1179) schrieb, dass man zu festgesetzten Zeiten speisen sollte. Sie untersuchte die verschiedenen Lebensmittel auf ihre Bekömmlichkeit, gab jedoch keine Empfehlungen zur Diät. Vorschriften zur Lebensführung wurden im Mittelalter über Gesundheitshandbücher verbreitet. Es gab nur wenig Literatur zu Fettleibigkeit und Diät, denn Völlerei war eine Sünde, und über Sünden wurde nicht geschrieben. Lieber beschäftigte man sich in schriftlichen Werken mit den christlichen Tugenden und kehrte nach getaner Arbeit an den gut gedeckten Tisch zurück.

Das Fett herausschwitzen

„Nach dem Essen sollst Du ruhn, oder tausend Schritte tun." Diese bekannte Weisheit stammt aus der Vier-Elemente-Lehre der Medizinschule von Salerno. Im 11. oder 12. Jahrhundert war die italienische Ärztin Trotula Mitglied der berühmten Medizinschule. Das mehrbändige Medizinhandbuch der „Trotula von Salerno" sollte bis in die Renaissance ein maßgebendes Werk bleiben. Ihr bedeutendstes Buch drehte sich um Gynäkologie und Frauenkrankheiten. Der erste Band ist eher ein Kosmetik- und Diät-Ratgeber: Umschläge mit Veilchen, Malve und Salbei sollten das Bauchfett wegschmelzen und gegen Blähungen, Stauungen im Beckenraum sowie geschwollene Beine helfen. Trotula ließ Übergewichtige in den heißen Sand der süditalienischen Küste einbuddeln und so lange schwitzen, bis sich ein Erfolg einstellte. Die Existenz der Trotula von Salerno konnte nicht vollständig bewiesen werden, da die männlich geprägten Wissenschaften die Schriften der weiblichen Ärztin verdrängten. Man benennt diesen Verdrängungseffekt nach der Frauenrechtlerin, die ihn zuerst beschrieb, Matilda-Effekt. Ein Jahrhundert später erschienen Kopien von Trotulas Texten unter dem Namen eines Mannes.

Die Fleisch-Alkohol-Diät

Wilhelm der Eroberer (1027-1087) wurde mit acht Jahren Herzog der Normandie. Er war gerade mal 30 oder 32 Jahre alt, als er so viel an Gewicht zugenommen hatte, dass er Probleme hatte, sein Pferd zu besteigen. Man reiste damals hauptsächlich zu Pferd, die Mobilität des Herzogs war durch seine Körperfülle entscheidend eingeschränkt. Daher beschloss er, vor der Invasion in England sein Gewicht zu reduzieren. Wilhelm betäubte seinen Hunger mit großen Mengen Wein. Der Amerikaner Gardener Jameson griff die Methode von Englands Eroberer im Jahr 1964 auf: Sein Buch mit dem Titel „The Drinking Man's Diet“ wurde in 13 Sprachen übersetzt und 2,4 Millionen mal verkauft. So wurde Wilhelms Diät zu einem späten Bestseller, den Sie übrigens auch heute noch erwerben können. Bei Wilhelms Diät gab es Fleisch, Fisch, Fett und Alkohol, Kohlenhydrate waren (außer im Wein) nicht enthalten. Die erste erfolgreiche Low-Carb-Diät war erfunden, und Wilhelms Diät sollte nicht die einzige Kur bleiben, die reichlich Alkohol beinhaltete.

Zucker, Butter und sämige Saucen

Historiker ordnen den Beginn der Frührenaissance in Italien dem Jahr 1420 zu, im deutschsprachigen Raum begann die Periode einhundert Jahre später. Der erste Bestseller der Diäten kam von einem italienischen Kaufmann, der zunächst ausschweifend gelebt hatte, dann aber aus Angst um seine Gesundheit abspeckte.

Die Renaissance war die Zeit der üppigen Schönheiten. Durch die tägliche Schlemmerei waren die wohlhabenden Männer und Frauen der Renaissance so dick, dass der damalige Erzbischof von Sens den ausgebuchteten Tisch erfand. So könne man näher an den Tisch rücken und die Platten mit Essen leichter erreichen. Magere Frauen bezeichnet man als „müde Klepper" oder als „Skelett aus Haut und Knochen". Magere Mädchen sollten unfähig sein, Kinder zu gebären, sie seien „Hopfenstangen" und fühlten sich im Bett an wie ein Lattenrost. Der Mann sollte kräftig und fest sein. Man befolgte häufig Diäten in der Renaissance – allerdings mit dem Ziel, sich zu mästen! Zucker, Butter und sämige Saucen sollten dem Fett auf den Leib helfen. Der englische König Heinrich VIII. (1509-1547) stürzte bei einem Turnier vom Pferd und zog sich eine Oberschenkelverletzung zu, die ihn in seiner Bewegung einschränkte. Er nahm stark zu und wog kurz vor seinem Tod schließlich 160 kg. Sein Bett musste mit Holzbalken verstärkt werden, er litt vermutlich an Gicht, Wassersucht, Syphilis oder Diabetes. In der Renaissance erschienen zahlreiche Veröffentlichungen und Ratgeber, die sich ausgehend von den Lehren Galens mit gesunder Lebensführung beschäftigten.

Mit Mäßigkeit zum Bestseller: Luigi Cornaro

Der venezianische Kaufmann und Philosoph Luigi Cornaro (1464-1565) führte in seinen Dreißigern ein ausschweifendes Leben. Als einige seiner besten Freunde das Zeitliche segneten, befürchtete Cornaro, dass auch er vor seinem 40. Geburtstag sterben müsse. Er konsultierte seine Ärzte und begann auf deren Rat hin mit einer Diät. Schließlich erholte Cornaro sich, er wurde dünn und fühlte sich wieder fit. Im Alter von 83 Jahren verfasste er 1547 seine Autobiografie „Vom maßvollen Leben" („Discorsi della vita sobria"). Luigi Cornaros Methode wurde zum Bestseller des Diätmarktes. Dieses und seine drei folgenden Bücher wurden in zahlreiche Sprachen übersetzt. Cornaro nutzte ein unschlagbares Werbeargument für seine Methode: Er behauptete, durch die Diät seine Männlichkeit wiedergewonnen zu haben. Der Kaufmann erreichte ein Alter von 98 oder 102 Jahren.

In seinen Bestsellern empfahl Cornaro, der Gesundheit zuliebe so wenig wie möglich zu essen. Der Tugend der Mäßigkeit räumte er obere Priorität ein, sie sei eine Gehilfin des Lebens. Völlerei war seiner Ansicht nach nicht nur eine Sünde, sie konnte einen sogar umbringen. Cornaro empfahl, gut bekömmliche und leicht verdauliche Speisen zu wählen und einfach zu essen. In seiner Argumentation zur Tugend der Mäßigkeit bezog er sich auf Hippokrates, Galen, Plato und Cicero. Der Italiener kannte noch kein Kalorienmaß, sondern reduzierte seine tägliche Nahrungsaufnahme auf 400 Gramm feste Nahrung und einen halben Liter Wein. Je älter er wurde, desto weniger aß er, manchmal nur einen Eidotter am Tag, gelegentlich zwei. Sein Prinzip war, so wenig wie möglich zu essen. Immer wenn er mehr aß und seine Ernährung änderte, fühlte er sich schnell krank. Der Philosoph Friedrich Nietzsche (1844-1900), dessen sitzendes Leben ihn zunehmend hatte dicker hatte werden lassen, las das Buch von Luigi Cornaro im späten 19. Jahrhundert und probierte die Diät aus. Nietzsche war beim Abnehmen nicht erfolgreich, wie er 1888 schrieb. Er kam zu dem Schluss, dass ein Wissenschaftler seiner Zeit mit hohem Bedarf an Nervennahrung sich mit einer solchen Diät nur zerstören würde.

Übergewicht ist eine Krankheit

In der Renaissance verbesserte sich das Verständnis des menschlichen Körpers und seiner Funktionsweise. Der englische Arzt und Anatom William Harvey (1578-1657) entdeckte den Blutkreislauf und den Blutzucker, dessen Regulation im Laufe der Geschichte nicht nur für Diabetiker, sondern auch für Übergewichtige von Bedeutung werden sollte. Das große Rätsel, wie das Blut von den Arterien in die Venen kam, konnte dann der Italiener Marcello Malpighi (1628-1694) mit Hilfe der neuen Technik des Mikroskopierens lösen. Der englische Arzt Thomas Willis (1621-1675) gilt als der Entdecker der Zuckerkrankheit. Nach und nach entdeckten die ersten Ärzte die Folgen von Übergewicht und ausschweifender Lebensweise, man dokumentierte verhärtete Arterien und erkannte, dass ein zu hohes Gewicht krank machen kann. Der italienische Arzt und Anatom Giovanni Battista Morgagni (1682-1771) ist der Autor des Gründungsdokumentes der Pathologie. Er führte Krankheiten nicht mehr auf die von noch Galen beschriebenen Ungleichgewichte der vier Körpersäfte zurück, sondern suchte nach dem Sitz der Krankheiten. In seinen pathologischen Fallstudien dokumentierte er viele Fälle von Übergewichtigen, die er oder seine Schüler sezierten. Er fand bei diesen Obduktionen häufig verhärtete und verfettete Arterien vor. Der schottische Arzt und Physiologe Malcom

Flemyng (170x-1764) betrachtete das Übergewicht erstmals ausdrücklich als gefährliche Krankheit. Er unterschied in übermäßigen Muskel- und Fettzuwachs. Fettgewebe könne sowohl innerlich im Organraum als auch äußerlich im Unterhautgewebe vorkommen. Er beschrieb auch das Fett, das im Blut zirkuliert. Ursache von Übergewicht war seiner Meinung nach nahrhafte und ölige Nahrung sowie Veranlagung. Mangel an Bewegung und ungenügende Ausscheidung würden die Fettleibigkeit begünstigen. Der Patient sollte das Fett durch innere Anwendung von Seife auswaschen und ausscheiden. Mit dieser Form der Seifendiät stieß der schottische Arzt in seinem Umfeld auf Kritik. Trotzdem sollte diese Diät knappe 200 Jahre später zahlreichen findigen Seifenherstellern zu guten Umsätzen verhelfen. Auch in Deutschland gab es erste Ärzte, die sich dem Thema der Fettleibigkeit in medizinischen Abhandlungen widmeten, aber deren Publikationen blieben weitgehend unbekannt. Vor den 1860er-Jahren erteilte man nur den Rat zur Mäßigung und gab die Empfehlung, leichte Nahrung zu sich zu nehmen.

Der erste Befürworter der vegetarischen Ernährung

Der Arzt George Cheyne (1671-1743) praktizierte ab 1702 im südenglischen Bath, dem damaligen Zentrum des gesellschaftlichen Lebens in England. Er machte sich als der erste Befürworter der vegetarischen Ernährung einen Namen in der Geschichte. Cheyne empfahl seinen Patienten den Rückzug aus der alltäglichen Reizüberflutung und kritisierte die Unrast, die man in den Städten vorfand. Er bevorzugte das Hirtenleben, die Landpartie, sowie fischen, reiten, jagen und Gymnastik. 1740 publizierte er ein Buch mit dem Titel „Die natürliche Methode des Heilens der Krankheiten von Geist und Körper“. Dieses Werk war zwei Jahre später bereits in der zweiten Auflage erschienen und wird heute noch von Vegetariern und Tierschützern zitiert. George Cheyne formulierte seine Argumente für die vegetarische Lebensweise mit einer heute als grenzwertig empfundenen Leidenschaft: Er behauptete, es bestehe keinerlei Unterschied zwischen dem Verzehr tierischen und menschlichen Fleisches, außer die Gewohnheit. Es ist Cheynes Verdienst, dass man zum ersten Mal den Wert vegetarischer Diäten im Kampf gegen den Fettleib entdeckte. Cheynes selbst war beim Abnehmen nicht erfolgreich, der Arzt soll etwa 203 kg auf die Waage gebracht haben.

Krieg und Wohlstand

Das 17. Jahrhundert wurde vom Dreißigjährigen Krieg (1618-1648) geprägt, der zusammen mit den herrschenden Hungersnöten und Seuchen ganze Landstriche entvölkerte. In Teilen Süddeutschlands überlebte nur ein Drittel der Bevölkerung. Es dauerte lange, bis sich die Menschen von den wirtschaftlichen und sozialen Verheerungen erholten. Zur gleichen Zeit tobten der Spanisch-Niederländische Krieg (1568-1648) sowie der Französisch-Spanische Krieg (1635-1659) in Europa. Im 18. Jahrhundert kam die industrielle Revolution in Gang, graduell verbesserte sich der Wohlstand der allgemeinen Bevölkerung. Im Barock (1575-1770) hatte sich die Wespentaille durchgesetzt, die üppigen Proportionen der weiblichen Körper wurden mittels Korsett in Form gebracht. Die Damen trugen vornehme Hochsteckfrisuren und man bedeckte die Haut großzügig mit Puder. Der Barockmaler Peter Paul Rubens (1577-1640) stellte die Frauen mit üppigen Rundungen dar. Auf ihn geht der Begriff der „Rubensfigur" zurück. Am französischen Hof entsteht die bunte und gerüschte Kleidermode des Rokoko (1720-1770, Spätbarock), die sich in ganz Europa ausbreitete.

Rund um die Französische Revolution

Ludwig XVI. (1754-1793) war mit seinem „dicken Wanst" eher schwergewichtig. Marie Antoinette (1755-1793) warf ihrem Mann seinen königlichen Heißhunger als unschicklich vor. Sie selbst bevorzugte schlichte und einfache Küche, und ihre Hofdamen eiferten ihr nach. Marie Antoinette brachte die schlanke Taille in Versailles in Mode. Die Frauen trugen eng geschnürte Korsetts. Fischbein war zu dieser Zeit das wichtigste Versteifungsmaterial, das die Frauen in Form zwängte. Vorher hatten die Korsetts der spanischen Hoftracht die Brust noch flach gedrückt, jetzt trug man Formen, welche die Brust anhoben.

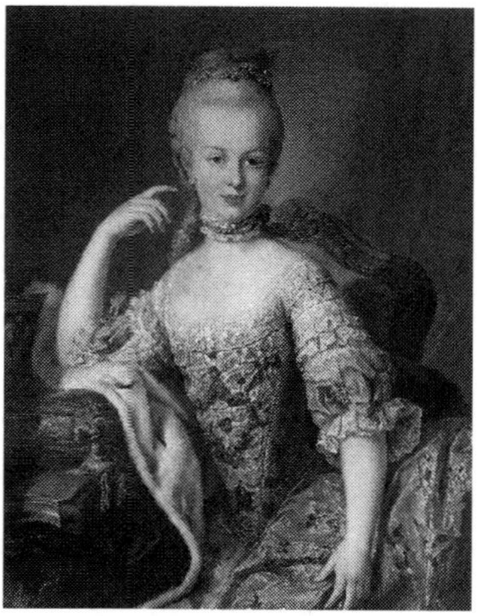

3. Marie Antoinette im Alter von 12 Jahren (1767)

1789 war das Jahr der französischen Revolution. Die Getreideernten in Frankreich waren bereits in den Jahren zuvor durch Gewitter verwüstet worden, Trockenheit im Sommer hatte das Viehfutter zur Neige gehen lassen. Dem französischem Schriftsteller Jean-Jaques Rousseau (1712-1778) war der in Saus und Braus lebende Adel ein Dorn im Auge: Das Volk litt Hunger, der Adel lebte Dekadenz. Er brachte in Umlauf, dass Marie Antoinette in ihren jungen Jahren gesagt haben solle, die Bauern mögen doch Brioche (ein feines Hefegebäck) essen, wenn kein Brot vorhanden sei. Man kann dieses Zitat Marie Antoinette nicht zuweisen, da Rousseau es zu einer Zeit publizierte, als Marie Antoinette noch ein Kind war. Trotzdem verdeutlicht es die Diskrepanz zwischen hungerndem Volk und ignorantem Königshaus.

In der Zeit der Französischen Revolution wurde das Korsett zunächst abgeworfen. Napoleon diktierte die Mode an seinem Hof, indem er an Kleider mit hoher Taille vorschrieb. Nach nach dem modischen Überschwang besann man sich zur Jahrhundertwende um 1800 wieder auf das Schönheitsideal der Antike. Nach der französischen Revolution wurde die Kleidung zunächst also bequemer und praktischer. Die Kleider wurden unter dem Busen abgenäht und es wurde nur wenig Make-Up verwendet. Keira Knightley verkörpert dieses Ideal in der Verfilmung des Jane-Austen-Romans „Stolz und Vorurteil" perfekt, wo sie als Elisabeth Bennet zusammen mit ihren Schwestern auf der Suche nach einem vermögenden Mann ist.

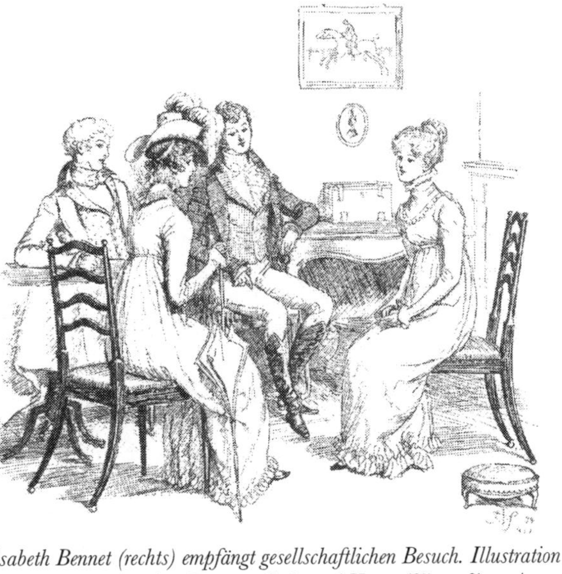

4. Elisabeth Bennet (rechts) empfängt gesellschaftlichen Besuch. Illustration von Hugh Thomson aus dem Roman „Stolz und Vorurteil" von Jane Austen

Das lange und gesunde Leben

Gesund leben und das Leben verlängern – dies war das Ziel der Gebildeten und Wohlhabenden des 19. Jahrhunderts. Die Kaiserin von Österreich prägte das Schönheitsideal ihrer Zeit.

Zu Beginn des 19. Jahrhunderts erblühte die Lehre der gesunden Lebensweise, man befasste sich intensiv mit Ernährungsfragen. Der Mensch wurde als Arbeitskraft gebraucht und man wollte dessen Gesundheit produktiv erhalten. Ärzte, Philosophen, Dichter und Politiker diskutierten und publizierten ihre Konzepte, bei denen es meist um Moral, Kontrolle, Pflicht, Selbsterkenntnis und Gleichgewicht ging. In der Zeit von 1800 bis 1880 wurden zahlreiche Diäten und Kuren entwickelt, die in adeligen und gebildeten Kreisen Anklang fanden. Ab etwa 1840 war das zunächst abgelegte Korsett wieder unabdingbar. Es entwickelte sich die Sandurform, die der heutigen klassischen Korsettform entspricht. Die meisten Männer mit Zugang zu ausreichend Nahrung waren noch korpulent, die Frauen sollten jedoch zierlich, melancholisch und blass sein. Der Ohnmachts- und Schwächeanfall der zierlichen Frau wirkte auf die Männer verführerisch. Durch die Korsetts kam es auch häufig genug zu Ohnmachtsanfällen. Man betrachtete menschlichen Körper nicht länger als gottgegeben, sondern sah die Möglichkeiten der Gestaltung. Der Mensch gestaltet seinen Körper. Übergewicht wurde jetzt nicht mehr grundsätzlich positiv bewertet, Dicke konnten jederzeit Ziel von Spott und Lästereien werden. Georg IV. (1762-1830) war von 1820 bis 1830 König von Grossbritannien, Irland und Hannover. Bereits vor seiner Regentschaft führte er als Prince of Wales einen ausschweifenden Lebensstil und machte viele Schulden. Sein Übergewicht verschaffte ihm den Spitznamen „Prince of Whales" (Prinz der Wale). Die Erfinder dieses Spitznamens wurden zu einer Gefängnisstrafe verurteilt.

Der wichtigste Arzt Preußens

Im deutschen Sprachraum veröffentlichte der Arzt Christoph Wilhelm Hufeland (1762-1836) 1796 das Buch mit dem Titel „Die Kunst das menschliche Leben zu verlängern". Zu Hufelands Patienten zählten Johann Wolfgang von Goethe und Friedrich von Schiller. In Weimar hatte er zunächst die Praxis seines allmählich erblindenden Vaters übernommen, später wurde er Hofmedikus. Ab 1801 betreute Hufeland in Berlin die königliche Familie von Friedrich Wilhelm III. von Preußen (1770-1840) und war Direktor der Charité in Berlin. Trotz seiner beeindruckenden Karriere behandelte er arme Menschen kostenlos, egal ob als einfacher Arzt oder später als Direktor. Hufeland vertrat eine Langlebigkeitstheorie, seine Thesen kamen der bürgerlich-protestantischen Bevölkerung sehr entgegen. Ziel seiner als Makrobiotik bezeichneten Lehre war die Verlängerung des menschlichen Lebens. Er ließ sich vor allem von Galen inspirieren. Man sollte all jene Faktoren vermeiden, die das Leben verkürzten und die „Verlängerungsmittel" kennen und einsetzen. Christoph Hufeland wusste, dass Unmäßigkeit im Essen und Trinken genau wie die Untätigkeit schädlich waren. Auch dem gedrängten Wohnen in den Städten rechnete er lebensverkürzende Eigenschaften zu, teils auch wegen der dort herrschenden Armut. Der Arzt war strikter Gegner des Rauchens. Hufeland war bestrebt, die damaligen Scharlatane und Betrüger der Heilkunst zu entlarven. Paracelsus (1493-1541) wurde von Hufeland übrigens auch als Scharlatan gesehen. Hufeland wetterte gegen windige Geschäftemacher, die z.B. mit Hilfe künstlicher Magnete allerhand Krankheiten bis hin zu Zahnschmerzen kurieren wollten. Wie die Griechen und Galen vor ihm vertrat auch Hufeland die Ansicht, dass man das Extreme meiden sollte: „Alle Extreme, sowohl das Zuviel, als das Zuwenig, sowohl das Zuhoch, als das Zutief, hindern die Verlängerung des Lebens." Hufeland brachte seine Patienten dazu, in eiskalte Wannen zu springen, auf Fleisch und Branntwein zu verzichten und regelmäßig an die frische Luft zu gehen. Sein Buch hatte sich weit verbreitet und erschien 1805 unter dem Titel „Makrobiotik" in der dritten Auflage. Er verstand unter Makrobiotik etwas anderes als George Ohsawa (1892-1966), der die bekannte Ernährungslehre später prägen sollte. Hufelands Hauptwerk wurde in alle europäischen Sprachen und sogar ins Chinesische übersetzt, der Arzt wurde im Laufe seiner Karriere einer der einflussreichsten Vertreter seines Standes in Preußen.

Sissi und die Taille

Obwohl Übergewicht nicht mehr erwünscht war wie noch im Jahrhundert zuvor, trieb ein damals berühmtes Vorbild die Magerkeit auf die Spitze: Elisabeth von Österreich-Ungarn (Sissi oder Sisi, 1837-1898) gilt als eine der schönsten Frauen ihrer Zeit, sie war schon zu Lebzeiten ein Vorbild für die Frauen des Adels. Sissi prägte das Schönheitsideal der 19. Jahrhunderts und wurde für ihre schlanke Taille sehr bewundert. Die Kaiserin investierte sehr viel Zeit in ihre Erscheinung: Ihre Friseurin hatte sie vom Wiener Burgtheater abgeworben und man sagt, dass sie sich täglich in ihre Kleider einnähen ließ. Im Gegensatz zu anderen Frauen ihrer Zeit lehnte Sissi starke Schminke und Parfum ab, sie legte Wert auf Natürlichkeit. Sissi trieb ihr Leben lang viel Sport

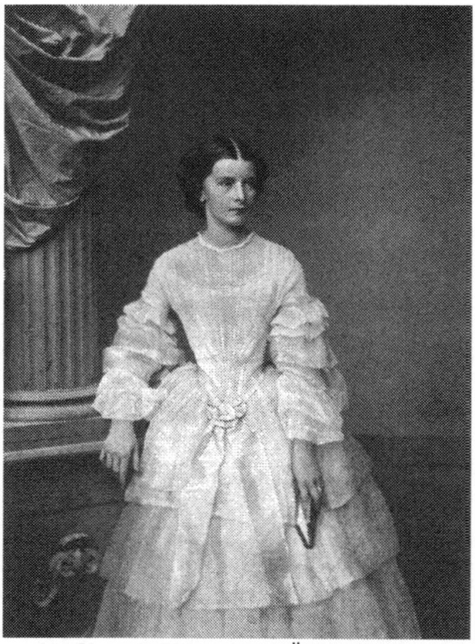

5. Die Kaiserin Elisabeth von Österreich-Ungarn, Fotografie von Franz Hanfstaengl (1854)

und achtete stets akribisch auf ihre Figur. Mit ihren strengen Diäten, viel Bewegung und engen Korsetts erreichte sie eine winzige Taille von 46 cm Umfang. Die Kaiserin von Österreich wog bei einer Größe von 172 cm nie mehr als 50 Kilogramm. Das Gewicht wurde täglich kontrolliert und in eine Liste eingetragen. Sissi war eine sehr gute Reiterin, sie bestritt viele Reitjagden. In späteren Jahren schränkte sie das Reiten aufgrund von Rückenproblemen ein und begann mit stundenlangen Gewaltmärschen, sehr zum Leidwesen ihrer Hofdamen, die sie begleiten mussten. Sissi benutzte Hanteln, Ringe, Schwebebalken und Sprossenleitern in ihren Gemächern. In großen Spiegeln korrigierte sie ihre Haltung. Zahlreiche Turngeräte mussten mit auf Reisen gehen. Im Alter von 44 Jahren erlernte sie das Fechten. Um ihr Gewicht zu halten, hungerte sie ein Leben lang. Sie ließ sich aus gepresstem Kalbfleischsaft eine Brühe kochen. Hierfür mussten mehrere Kilo Fleisch ausgepresst werden. Statt eines Mittagessens nahm sie schonmal zwei Orangen zu sich, oder es gab das von ihr so geliebte Veilcheneis oder etwas gesalzenes rohes Fleisch. Wegen der andauernden Fastenkuren bekam sie in späteren Jahren Hungerödeme. Um ihren Teint jugendlich-frisch zu halten, legte sie über Nacht gepresstes Rindfleisch aufs Gesicht, man sagt, dass viele Damen ihrer Zeit diese Methode als Schönheitsmittel benutzten. Die Kaiserin von Österreich verbrachte zahlreiche Kuraufenthalte in Bad Kissingen und Bad Brückenau. Zu Sissis Zeit kamen die europäischen Kurorte in Mode. Bad Kissingen avancierte zum mondänen Badeort und wurde in der Regierungszeit König Ludwig I von Bayern (1786-1868) gezielt ausgebaut. Später besuchte auch Reichskanzler Fürst Otto von Bismarck (1815-1898) mehrmals Bad Kissingen.

Meine Suppe ess' ich nicht!

Man sagt, dass Sissy magersüchtig war, oder zumindest deutliche Tendenzen in diese Richtung zeigte. Die Magersucht wurde im Jahr 1684 erstmals beschrieben und erhielt 1870 eine eigene Diagnosebezeichnung. Die Krankheit war schon immer eine Auswirkung der Veränderungen in der Gesellschaft. Im Jahr 1845 verarbeitete der Frankfurter Arzt Heinrich Hoffmann (1809-1894) seine erste Begegnung mit der Krankheit in der Kindergeschichte vom „Suppen-Kaspar". „Nein, meine Suppe ess ich nicht!", ruft der Kaspar und stirbt innerhalb weniger Tage. Heinrich Hoffmann war 1844 auf der Suche nach einem Bilderbuch als Weihnachtsgeschenk für seinen dreijährigen Sohn Carl, fand aber nichts, das ihm passend erschien. So kaufte der Arzt stattdessen ein leeres Schreibheft und schrieb und zeichnete das bekannte Kinderbuch „Struwwelpeter". Hoffmann arbeitete als Arzt in der Jugendpsychiatrie der Frankfurter „Anstalt für Irre und Epileptische". Es gilt als sehr wahrscheinlich, dass ein 9-jähriger Junge, der 1834 wegen Verweigerung der Nahrungsaufnahme gestorben war, Pate für die Kindergeschichte stand. Der Suppen-Kaspar ist wahrscheinlich der erste Magersüchtige in der Literatur.

Die ersten Trainingsgeräte

Die Kaiserin von Österreich verwendete bereits zahlreiche Trainingsgeräte in ihren Gemächern. 1850 entwickelte der schwedische Arzt und Physiotherapeut Gustav Zander (1835-1920) die ersten heilgymnastischen Geräte, die zur Behandlung körperlicher Leiden gedacht waren. Er überlegte sich, wie er seine eigene therapeutische Arbeit leichter machen und gleichzeitig den Patienten besser helfen könne. Seine medico-mechanische Therapie stieß auf großes Interesse, daher wurden die Geräte ab 1877 industriell hergestellt. Nachdem die Gründung des ersten Medico-Mechanischen Institutes so erfolgreich war, eröffnete er weitere Institute in London und New York. Zu Beginn des 20. Jahrhunderts gab es in Deutschland 79 Zanderinstitute, in denen Patienten mit den neuen Sportgeräten behandelt wurden. Viele dieser Geräte waren mit den Maschinen der heutigen Fitnessstudios vergleichbar, es gab jedoch auch spektakuläre Entwicklungen unter den 76 Apparaten: Der Zanderapparat F2 wurde „Trabapparat" genannt, er brachte mit 180 Schwingungen pro Minute den gesamten, sich im Reitsitz befindenden Körper in Erschütterung. Zanders Geräte waren sehr teuer und die Nutzung war den wohlhabenden Patienten vorbehalten. Man kannte noch keine Sportkleidung und trainierte in Kleid und

Anzug mit Krawatte. Durch die Folgen des Ersten Weltkrieges und die Weltwirtschaftskrise in den 1930er-Jahren geriet Zanders Therapie zunächst wieder in Vergessenheit.

Mit Vollkorn gegen die Libido

Ballaststoffe sind gesund, so lautet die heutige Meinung in den westlichen Nationen. Die Menschen gaben zunächst immer dem helleren Mehl den Vorzug. Unser Weg zum vollen Korn begann mit dem presbyterianischen Prediger Sylvester Graham (1794-1854), nach ihm ist das heute noch bekannte Grahambrot benannt. Um 1830 schloss sich der Amerikaner Graham der Abstinenzbewegung in den USA an und hielt Vorträge über die Gefahren des Alkohols, über Hygiene und über die gesunde Lebensweise. Für Graham gehörten asketisches Essen, Alkoholabstinenz und sexuelle Askese zusammen. Vegetarische Ernährung war seiner Ansicht nach ein wirksames Mittel gegen Alkoholismus und gegen sexuelle Gelüste. Ungesunde Ernährung führe zu exzessivem sexuellen Verlangen und verursache Krankheiten. Graham war der Ansicht, dass die Überreizung des Magens die Ursache aller Krankheiten sei. Der Prediger veröffentlichte eine Zeitschrift, die auch eine Abhandlung über Brot und die Brotherstellung enthielt. Seine leidenschaftlichen Reden fanden viel Anklang in Amerika. Im Jahr 1832 kam es zu einer Choleraepidemie. Graham behauptete, dass eine natürliche Ernährung solchen Epidemien vorbeugen könne. 1839 entwickelte er das Grahambrot aus fein geschrotetem Vollkornweizen. Dieses neue Brot fand schnell von Amerika nach Europa und nach Deutschland, wo sich die Menschen sogar Handschrotmühlen kauften, um das Brot aus frisch geschrotetem Mehl zu backen. Grahams vegetarische Diät basierte auf Vollkorn, frischem Obst und Gemüse. Fleisch und Gewürze waren nicht erlaubt, Butter, Milch, Käse und Ei in kleinen Mengen. Durch den Verzicht auf Fleisch und Gewürze sollte die Libido gedämpft werden. Graham fand im Laufe der Zeit immer mehr Anhänger für seine Lehren, in New York und Boston spezialisierten sich einige Restaurants auf seine Diät. Dies brachte die Metzger und Bäcker auf den Plan, die um ihre Umsätze fürchteten und 1837 versuchten, einen seiner Vorträge in Boston zu verhindern. Grahams Vollkornidee wurde gegen Ende des Jahrhunderts von den sogenannten Brotreformern aufgegriffen.

Kurmethoden werden entwickelt

Ein Landwirt, ein Fuhrmann und ein pensionierter Gymnasiallehrer entwickeln neuartige Kurmethoden, wie sie unterschiedlicher nicht sein könnten. Die Methoden der „Wunder- und Wasserdoktoren" wurden bei den Menschen sehr beliebt.

Prießnitz und sein berühmter Wickel

Der Landwirt Vinzenz Prießnitz (1799-1851) ist der Begründer der Hydrotherapie, er behandelte innere und stoffwechselbedingte Krankheiten mit einem Kaltwassersystem. Im Alter von 17 Jahren brach der Landwirt Prießnitz sich bei der Arbeit mit einem Pferdewagen zwei Rippen. Er behandelte sich selbst, indem er die verletzten Rippen mit einem in kaltes Wasser getauchten Umschlag fixierte und darüber mehrere enganliegende Tücher band. Der „Prießnitz-Umschlag" war erfunden. Seine Rippen verheilten und er erlangte im näheren Umfeld den Ruf, ein „Wasserdoktor" zu sein. Ab 1826 kamen die ersten Kranken zu Prießnitz, er richtete daraufhin ein Badehaus ein, um die Menschen mit seiner Wassertherapie zu behandeln. Der Landwirt und autodidaktische Naturheiler wurde von Ärzten als Kurpfuscher angeklagt, er durfte jedoch weiter praktizieren, da er nur mit Wasser arbeitete. Seine 1830 gegründete Gräfenberger Kuranstalt wurde in ganz Europa bekannt. Mediziner kamen zur Weiterbildung, um die in Mode gekommene Therapiemethode zu erlernen. Prießnitz' Prinzip beruhte darauf, mit kaltem Wasser die krankheitsauslösenden Stoffwechselgifte aus dem Körper zu spülen. Seine Patienten bekamen Wasser, Milch und kalte, ungewürzte Speisen. Zur Bekämpfung von Übergewicht verordnete er Luftbäder und körperliche Bewegung in Form von Holzhacken oder Wandern. Die Wasseranwendungen waren sehr kalt und dauerten lang, zusätzlich wendete er Trinkkuren, Klistiere, Bäder und Schwitzkuren an. Prießnitz war Analphabet, da er die Schule aufgrund der Erblindung seines Vaters früh verlassen musste. Er diktierte seiner Tochter 1847 das „Vinzenz Prießnitz'sche Familien Wasserbuch".

Hunger, Durst und Landwein

Der Fuhrmann Johann Schroth (1798-1856) entwickelte um 1820 seine bekannte dreiwöchige Hunger- und Durstkur. Er selbst hatte sich durch ein ausschlagendes Pferd eine schwere Knieverletzung zugezogen, die er zunächst mit nasskalten Umschlägen behandelte. Schroth lebte ganz in der Nähe von Vinzenz Prißnitz, der ein Bekannter von ihm war. Sein Knie blieb steif, er konnte jedoch mit den Umschlägen eine Verbesserung erreichen. Der Fuhrmann beobachtete, dass krankes Vieh die

Nahrung verweigert und wenig trinkt, das brachte ihn auf die Idee, dieses Prinzip auch auf den kranken Menschen zu übertragen. Genau wie Prießnitz kam er schnell in den Ruf, ein „Wunderdoktor“ zu sein, er wurde ebenfalls von Ärzten der Kurpfuscherei bezichtigt. Nachdem Schroth einen österreich-ungarischen Hauptmann geheilt hatte und dieser Erfolg im „Wiener Offiziersblatt“ veröffentlicht worden war, gab es ein kaiserliches Dekret, das Johann Schroth und seine Kunst bestätigte. Die Ernährung der Schrotkur bestand aus trockenen Brötchen und wurde ergänzt durch Grieß-, Reis- und Haferbrei sowie durch gekochtes Obst und Gemüse. Die Ernährung war arm an Salz, Fett und Eiweiß. Insgesamt wurden bei der Kur täglich etwa 500 bis 1000 Kalorien aufgenommen. In der klassischen Schrothkur wechseln sich Trink- und Trockentage ab. Montag, Mittwoch und Freitag waren meist Trockentage, Dienstag und Samstag kleine Trinktage und Donnerstag und Sonntag große Trinktage. An Trockentagen wurde weniger als ein halber Liter Flüssigkeit getrunken, einige Quellen sagen, man durfte gar nichts trinken. Der Kurgast bekam trockene Brötchen zu essen, das sogenannte „Kurgebäck“. Der halbe Liter Flüssigkeit war meist ein leichter Landwein. Über Nacht wurde der Körper zusammen mit Wärmflaschen in feuchte Tücher gepackt. Die Schrothkurgäste bekamen neben Weißwein Wacholderschnaps (Steinhäger) gereicht. An den großen Trinktagen durfte der Kurgast schon morgens im Bett ein Glas Glühwein trinken, nachmittags gab es einen ganzen Liter Landwein. Eine strenge Kur dauerte bei Johann Schroth drei bis sieben Wochen oder bis der Patient geheilt war.

Ein Bericht aus der Zeitung „Die Zeit“ von 1959 beschreibt die zu dieser Zeit praktizierte Schrothkur mit Trockentagen, die tatsächlich ohne Getränke auskamen: Die Woche begann mit dem Dursttag. Das Kurgebäck am Trockentag war 24 Stunden alt, salzfrei, fettfrei und ohne Eiweiß. Man sollte möglichst gar nicht trinken, außer, wenn einem flau würde, dann durfte man ein bis zwei Gläser Steinhäger oder Kognak zu sich nehmen. Am Dursttag konnte man zwei Orangen und eine Zitrone scheibchenweise lutschen, um den Durst leichter zu ertragen. Dienstag war kleiner Trinktag. Man durfte bis zu einem halben Liter Kurwein trinken, mittags gab es eine eiweiß-, salz- und fettlose Kursuppe. Vor dem Kurwein trank man zunächst schluckweise einen Glühwein, dies war Vorschrift. Am Mittwoch gab es im Bett ein Glas Glühwein, dann wurde der Gast in ein feuchtes Laken gepackt. Am Donnerstag war großer Trinktag mit bis zu einem Liter Kurwein. Neben der Kursuppe wurde eine leichte Kurspeise serviert. Nach drei Stunden Pause trank man Glühwein und anschließend Kurwein.

Kurgebäck war wie immer gestattet. Dann folgte am Freitag wieder ein Dursttag, Samstag ein kleiner Trinktag und Sonntag ein großer Trinktag – drei Wochen lang. Der berichtende Journalist beschrieb die gute Stimmung unter den Kurgästen, als er an einem Sonntag (großer Trinktag) den Kurort erreichte. Auch heute wird die Schrothkur noch angeboten. Das Abwechseln von Trink- und Trockentagen soll den Körper ausspülen und entschlacken, so wie man einen schmutzigen Schwamm in klarem Wasser spült, bis er sauber ist. Einige Anbieter sprechen auch von einer Gewebsdrainage. In der heutigen Kur wird die Kalorienmenge sowie die Flüssigkeitsmenge an den Trockentagen etwas erhöht. Hochprozentige Schnäpse werden heute nicht mehr gereicht. Ziel der Schrothkur sind nach wie vor die Entgiftung und Entschlackung des Körpers sowie die Gewichtsreduktion. Die Schrothkur wird von zahlreichen Medizinern und Ernährungswissenschaftlern strikt abgelehnt.

Trinkkuren

Neben den Durstkuren gab es auch Wasserkuren, bei denen der Patient angehalten war, möglichst viel zu trinken. Ärzte wie Naturheiler stritten, welche Methode nun die richtige sei. Der studierte Theologe und Gymnasiallehrer Eucharius Ferdinand Oertel (1765- 1850) führte in seinen späten Lebensjahrzehnten 1830 die „Semmelbrod-Quellwasser-Diät“ ein. In der Folgezeit wurden Trinkkuren für die meisten Diäten ab etwa 1880 übernommen. Eucharius Oertel lehrte, dass Wasser, frische Luft und strenge Diät die drei Herren der Wasserheilkunde seien. Der Patient sollte viel Wasser über den Tag verteilt trinken. Eucharius Oertel reichte keinen Alkohol und auch kein Fleisch und Gemüse. Die Patienten bekamen „Semmelbrod“, Kaffee und Milch zum Frühstück und leichte Speisen zum Mittag, frei von Fett, Gewürz und Säure. Zu Mittag sollte man möglichst nicht trinken. Abends gab es nur noch Wasser und Brot. Eucharius Oertels Verdienst war es, das reichliche Trinken frischen Wassers eingeführt zu haben, er begründete damit die Mineralwassertrinkkuren, die in der Folge sehr beliebt wurden. Er war der festen Überzeugung, dass man auch die Cholera mit kaltem Wasser heilen könne. Sebastian Kneipp (1821-1897), der für seine Hydrotherapie heute noch sehr bekannt ist, publizierte wenig zum Thema Diät und Ernährung. Kneipp empfahl „trockene, einfache, nicht verkünstelte und durch scharfe Gewürze verdorbene Hausmannskost“.

Die Wissenschaft auf dem Vormarsch

Anfang des 19. Jahrhunderts wusste man noch nicht viel über das, was mit dem Essen im Körper geschah. Stück für Stück eroberten sich die Wissenschaftler winzige Puzzleteile der Erkenntnis und setzten diese dann zu einem logischen, aber nicht ganz fehlerfreien Gesamtbild zusammen.

Zuerst entwickelten sich bis 1840 die Chemie und die chemischen Analyseverfahren. Gottlieb Sigismund Constantin Kirchhoff (1764-1833) stellte 1812 erstmals Traubenzucker aus Stärke her. Michel Eugène Chevreuil (1786-1889) fand 1814 heraus, dass Fette aus den Einzelbestandteilen Fettsäure und Glycerin bestehen. Der französische Chemiker Antoine-Laurent Lavoisier (1743-1794) hatte bereits erkannt, dass wir bei der Verbrennung der Nahrung Sauerstoff aufnehmen und Kohlendioxid abgeben. Jetzt konnte man die Körperaktivität durch die Analyse der Atemluft messen und die verbrauchten Kalorien errechnen. Die Definition der Kalorie kam bereits 1825 aus Frankreich. Die frühen „Respirationsautomaten" zur Atemgasanalyse waren noch sehr ungenau (Respiration bezeichnet die Atmung). Heute werden solche Verfahren von Ärzten standardmäßig angewendet, z.B. in der medizinischen Leistungsdiagnostik. Man dachte zunächst, dass nur Pflanzen Zucker und Eiweiß aufbauen könnten. Um zu schauen, was mit dem Essen im Körper passiert, fütterten verschiedene Wissenschaftler Tiere zu einem bestimmten Zeitpunkt und schlachteten sie in definierten Zeitabständen. Dann schaute man in Magen und Darm nach, wo sich das halbverdaute Essen gerade befand und wie es aussah, konnte aber daraus zunächst nur wenig Schlüsse ziehen.

Der deutsche Chemiker Justus von Liebig (1803-1873) sollte die wissenschaftliche Ernährungslehre noch entscheidend prägen. Zunächst entwickelte er zwischen 1846 und 1849 einen Phosphatdünger, den er Superphosphat nannte. Dieser Dünger ist heute noch der meist verwendete Phosphatdünger. Durch Liebigs Neuentwicklung wurden die Ernten und damit die Nahrungsversorgung der Bevölkerung in der zweiten Hälfte des 19. Jahrhunderts entscheidend verbessert. Die bessere Ernährungslage brachte mit einigen Jahren Verzögerung auch die Notwendigkeit weiterer Diätmaßnahmen.

Die chemische Forschung beeinflusste mit ihren Untersuchungen des menschlichen Stoffwechsels die Ernährungslehre. Der österreichische Arzt und Chemiker Johann Florian Heller (1813-1901) entwickelte im Jahr 1844 Analysemethoden, um Zucker und Eiweiß im Urin nachzuweisen. Zucker findet man bei unbehandelten Diabetikern im Urin,

Eiweiß ist ein Zeichen für eine verminderte Nierenfunktion. Johann Heller gilt heute als der Begründer der klinischen Chemie. Carl Ernst Schmidt (1822-1894) entdeckte 1844 den Zucker im Blut. Zucker war relativ leicht messbar, und so entwickelte der französische Physiologe und Mediziner Claude Bernard (1813-1878) eine Methode, um den Zuckergehalt in der Leber zu bestimmen. Bernard fand heraus, dass der Zucker in der Leber gebildet wird. Wie so oft war hier der Zufall mit am Werk: 1855 vergisst Bernard eine Messung an einer Leber und erhält am Morgen danach höhere Zuckerwerte (in Form von Glycogen), als er erwartet hatte. Zwei Jahre später bewies er die Existenz des Hormons Glucagon, dem Gegenspieler des Insulins. Er zeigte auch, dass in der Bauchspeicheldrüse die Gallenflüssigkeit gebildet wird, welche die Fette im Darm abbaut.

Die Nährstoffe der Lebensmittel wurden ebenfalls analysiert: 1827 klassifizierte der englische Arzt und Chemiker William Prout (1785-1894) die Substanzen in Lebensmitteln als Albumine (der damalige Begriff für Eiweißstoffe), Öle (Fett), und Saccharine (Zucker). Der niederländische Biochemiker Gerardus Johannes Mulder (1802-1880) beschrieb die Proteine genauer. Es sollte noch eine Zeit dauern, bis die Wissenschaftler das Eiweiß richtig verstehen würden, denn Eiweiße setzen sich aus 21 verschiedenen Aminosäuren zusammen. Je nachdem, welches Eiweiß man untersuchte, fand man natürlich eine unterschiedliche chemische Zusammensetzung! 1862 führte der bayerische Chemiker Max von Pettenkofer (1818-1901) ein auf einem neuen Prinzip basierendes Respirationskalorimeter in die Ernährungsforschung ein, bis heute werden Respirationsapparate nach dem sogenannten „Pettenkofer-Prinzip“ gebaut. Jetzt konnte man den Kalorienverbrauch durch die Analyse des verbrauchten Sauerstoffs und abgegebenen Kohlendioxids also genauer bestimmen.

Der Mensch ist, was er isst

Ab den 1860er-Jahren entstand die Ernährungslehre als selbstständige Disziplin. Der niederländische Arzt und Physiologe Jakob Moleschott (1822-1893) publizierte 1852 das Buch „Der Kreislauf des Lebens“, welches 1876 in der 5. Auflage erschien. Ein wichtiges Fazit von Moleschott war: Der Mensch sei die Summe von Eltern und Amme, Ort und Zeit, Luft und Wetter, Schall und Licht, Kost und Kleidung, also durch äußere Einflüsse bedingt. Aus der Lektüre dieses Buches leitete der Philosoph und Anthropologe Ludwig Feuerbach (1804-1872) den noch heute sehr bekannten Satz „Der Mensch ist, was er isst“ ab.

Das Eiweißdogma

Vielleicht hat die Aufzählung der wissenschaftlichen Forschungsresultate Sie, lieber Leser, etwas verwirrt zurückgelassen. Den Wissenschaftlern der damaligen Zeit ging es nicht anders: Sie hatten durch ihre Forschungsarbeiten zahlreiche Puzzleteile in der Hand und suchten nach einem sinnvollen Zusammenhang. Die wichtigste Leistung des Chemikers Justus von Liebig bestand darin, dass er die von den Wissenschaftlern ermittelte Fragmente zu einer schlüssigen Ernährungslehre verband. Allerdings lag er mit seinen Theorien nicht ganz richtig, was in den Folgejahren zu zahlreichen Diskussionen führen sollte.

Eiweißhaltige Lebensmittel bezeichnete Liebig als plastische Nahrungsmittel. Eiweiß bildete die Körpersubstanz, Gewebe und Organe bestanden aus Eiweiß. Gewebe und Körperorgane konnten für die Muskelarbeit Kraft liefern. Fette und Kohlenhydrate bezeichnete der Chemiker als „Respirationsmittel", die vom Körper nur zur Energiegewinnung eingesetzt wurden. Liebig machte folgende Fehler: Er glaubte, dass nur Eiweiß den Muskel bewegen könne und mit Substanz versorge, während Fette und Kohlenhydrate nur Wärme liefern würden. Wir wissen heute, dass der Muskel von Fett und Kohlenhydraten angetrieben wird und dass unser Körper Eiweiß in Kohlenhydrate umbauen kann, falls notwendig. Nimmt man jedoch wie Justus von Liebig an, dass nur Eiweiß den Muskel bewegt, dann kommt man zwingend zu dem Schluss, dass hart arbeitende Menschen sehr viel Eiweiß benötigen! Justus von Liebig sah deshalb Fleisch als die Hauptkraftquelle des Menschen. Kohlenhydrate waren nach Liebig Fettbildner. In der Tat kann der Körper aus Kohlenhydraten, die nicht verbraucht werden, Fett bilden. Durch Liebigs Theorien vertraten die Schulmediziner eine eiweißreiche Fleischernährung. Man glaubte, dass durch Fleischkonsum das Körperfett in Muskulatur umgewandelt werden könne.

118 Gramm Eiweiß sollten es täglich sein

Der Chemiker und Physiologe Carl von Voit (1831-1908) führte Liebigs Lehre weiter und gilt als Begründer der modernen Ernährungslehre. Von Voit konnte nachweisen, dass die im Harn ausgeschiedene Stickstoffmenge ein Maß für den Eiweißumsatz des Körpers ist. Verbraucht der menschliche Körper Eiweiß, so muss er den im Eiweiß enthaltenen Stickstoff über den Urin als Harnstoff ausscheiden. Kohlenhydrate und Fette verbrennt der Körper rückstandslos zu Wasser und Kohlendioxid, denn da ist kein Stickstoff drin enthalten. Jetzt konnte man also über die Urinanalyse nachweisen, wie viel Eiweiß der Mensch verbraucht.

Carl von Voit leitete aus seiner Forschung und aus Liebigs Theorie Ernährungsempfehlungen ab: Für den erwachsenen Arbeiter empfahl er 1887 in einer Publikation 118 Gramm Eiweiß, 56 Gramm Fett und 500 Gramm Kohlenhydrate. Zum Vergleich: Im Jahr 1985 empfahl die Deutsche Gesellschaft für Ernährung (DGE) eine tägliche Eiweißmenge von 60 Gramm für Männer und 50 Gramm für Frauen, also nur die Hälfte dessen, was Carl von Voit für notwendig hielt. Heute empfiehlt die DGE eine tägliche Zufuhr von 0,8 Gramm Eiweiß pro kg Körpergewicht, für einen Mann von 80 kg Gewicht wären das 64 Gramm. Interessanterweise verzehren die Deutschen heute nahezu die Menge Eiweiß, die Carl von Voit vorschlug.

Carl von Voits Empfehlung, das sogenannte „Voitsche Kostmaß" mit den 118 Gramm Eiweiß, war über viele Jahre die Orientierungsgröße der wissenschaftlichen Ernährungslehre. Man sprach auch von „Liebigs Eiweißdogma", wenn man sich auf die Empfehlungen des hohen Eiweißkonsums bezog. 1865 führten Adolph Fick (1829-1901) und Johannes Wislicenus (1835-1902) mit einer experimentellen Bergbesteigung vor, dass bei der starken körperlichen Aktivität zwar vermehrt Kohlenhydrate und Fette verbraucht wurden, dass der Umsatz des Eiweißes jedoch unverändert blieb. Diese Forschungsergebnisse konnten das „Eiweißdogma" nicht verhindern, dass sich in der Wissenschaft verbreitete. Durch die Eiweißlehre kam man zu dem Schluss, das die Bevölkerung katastrophal unterversorgt zu sein schien. Bestärkt wurde die Eiweißlehre durch den Erfolgsbestseller der Banting-Diät, der von England ausgehend Europa im Sturm eroberte.

Ein Bestseller entsteht

William Harvey (gest. 1872) war ein bekannter englischer Ohrchirurg, der häufig nach Frankreich reiste, um sich mit den dortigen Spezialisten seines Faches zu treffen. Er spazierte 1856 durch Paris, als er einen Aushang für eine Vorlesung der Pariser Medizinschule von Dr. Claude Bernard sah (Sie erinnern sich: Zucker wird in der Leber gebildet). Als Harvey dem Vortrag zuhörte, verstand er, warum sich ein Verzicht von Zucker und Stärke bei Diabetikern günstig auswirkte, da die Leber ja (aus Eiweiß) ihren eigenen Zucker bilden konnte, wie Bernard in seinen Experimenten bewiesen hatte. Harvey wusste, dass zucker- und stärkehaltige Fütterung erfolgreich in der Tiermast eingesetzt wurde und dass das Fett einem Diabetiker (ohne Insulinbehandlung, die gab es ja noch nicht) praktisch von den Knochen schmolz. Er schloss daraus, dass eine auf Fleisch basierende Diät mit Gemüse, die dem Diabetiker half, auch dem Übergewichtigen helfen könne. Mit dem Übertragen von Claude Bernards Forschungsergebnissen von Diabetes auf das Thema Übergewicht erfand Harvey eine Low-Carb-Diät. Im Gegensatz zur Methode von Wilhelm dem Eroberer (Alkohol und Fleisch) basierte William Harveys Diät auf aktuellen wissenschaftlichen Erkenntnissen.

Der englische Bestatter William Banting (1796-1878) war im Januar 1863 so dick wie nie zuvor. Banting war bereits in Rente und wollte dringend abnehmen, da er immer häufiger Knieschmerzen bekam. Auch ließ sein Gehör zunehmend nach. William Banting wog 92 kg bei einer Größe von 1,65 m. Er aß gerne Süßigkeiten und bevorzugte fettes Essen. Über sein Gewicht sagte Banting im Scherz, dass große Schiffe ja auch nicht aus spärlichem Material gebaut würden. Banting konsultierte den Ohrchirurgen William Harvey, weil sein eigener Arzt gerade Ferien machte. Harvey empfahl Banting abzunehmen, worauf Banting seinem neuen Arzt erzählte, was er schon alles versucht hatte. Banting war sein Übergewicht gründlich leid und hatte wirklich schon vieles versucht: Er hatte ein Seebad besucht und es mit Seeluft, baden, spazierengehen und reiten versucht. Er hatte einige andere Spezialisten der damaligen Zeit konsultiert. Der Arzt William Harvey erzählte Banting von einem dicken Pferd mit kugelrundem Bauch, das er einst besaß. Die Ernährung des Pferdes wurde von Getreide auf Heu umgestellt und das Pferd wurde schlank. Harvey empfahl seinem neuen Patienten, genau wie das Pferd auf stärkehaltige Produkte zu verzichten, er sollte Brot, Zucker, Bier und Kartoffeln aus seiner Ernährung streichen. Auch Butter sollte Banting meiden. Champagner, Portwein und Bier waren verboten, Sherry, Madeira und Wein waren erlaubt. Auf die Menge des Essens kam es nicht an, nur Kohlenhydrate mussten gemieden werden. Banting nahm mit Harveys Empfehlungen in einem Jahr 23 kg ab und es ging ihm rundum besser; er konnte wieder Treppen steigen, sogar sein Gehör und sein Sehvermögen verbesserten sich.

23 Kilo Abnahme durch Kohlenhydratverzicht: Mit seinem „Letter on Corpulence“ veröffentlichte Banting 1863 Briefe, in denen er von seiner Diät und Heilung durch den englischen Arzt William Harvey berichtete. Das Buch wurde sofort zum Bestseller. Die ersten drei Auflagen verkauften 63000 Bücher in England, seine Publikation wurde übersetzt und auch in Deutschland, Frankreich und den USA zum Bestseller. Der Heilkundeprofessor Julius Vogel übersetzte 1864 die Veröffentlichung der Harvey-Bantingschen Entfettungskur ins Deutsche. In England sagte man jetzt „I am banting!“, wenn man eine Diät machte. Die Banting-Diät war eine Low-Carb-Diät mit reichlich Alkohol. Das

Bantingfrühstück bestand aus 500 g Fleisch, Speck, Bratfisch oder Nieren (kein Schweinefleisch), dazu gab es 100 g Toastbrot. Mittags aß man 500 g Fisch oder Fleisch (kein Lachs), Gemüse und 100 g Toastbrot. Drei Gläser Rotwein oder Sherry waren dazu gestattet. Zum Tee gab es 200-300 g Früchte mit einem Zwieback. Abends gab es wieder Fleisch (diesmal etwas weniger) mit zwei Gläsern Rotwein. Als Schlummertrunk durfte man ein weiteres Glas Alkohol zu sich nehmen.

Banting hatte mit diesem großen Erfolg nicht gerechnet, er fühlte sich mit dem kommerziellen Erfolg der Diät unwohl und spendete alle Profite für wohltätige Zwecke. In der letzten Auflage des Buches veröffentlichte er hierzu eine ausführliche Abrechnung. Wie alle nicht medizinisch ausgebildeten Diäterfinder vor ihm musste sich auch Banting mit dem Widerstand der Ärzteschaft auseinandersetzen. Da er keine Fotografien von sich mit 92 kg Gewicht gemacht hatte, ließ er Fotos von sich in den alten, großen Kleidungsstücken anfertigen. Die Presse zog ihn teilweise auf, es wurden Karikaturen und satirische Lieder veröffentlicht. Zunächst fühlten sich die oberen Klassen von der neuen Diät angesprochen, z.B. der dicke französische Comte de Chambord (Henri d'Artois, 1820-1883), der nach der Banting-Diät wieder auf sein Pferd steigen konnte. In Deutschland und Frankreich war der Adel auf Banting-Diät. Später fand Bantings Diät den Weg in die bürgerliche Mittelschicht. In der Ärzteschaft fanden sich viele Gegner der Methode, man unterstellte sogar, dass Banting an der Diät gestorben sei, was nicht stimmte. Banting starb im Alter von 81 Jahren an einer Lungenentzündung. Sein Arzt William Harvey starb 1872 an einem Oberschenkeltumor. Obwohl auch Harvey später ein Buch über seine Diät veröffentlichte, wurde dieses nicht so bekannt wie der Bestseller von Banting. Man munkelte, dass der Comte de Chambord starb, da er die Banting-Diät zu strikt praktizierte.

Übergewicht ist schädlich

„Fat to fame“ – Vom Übergewicht zur Berühmtheit, so drückt es der Engländer aus, wenn ein ehemals Übergewichtiger sich selbst heilt und dann die entsprechende Diät vermarktet. Zu Bantings Zeit wurde mehr und mehr bekannt, dass hohes Übergewicht auch krank machen kann. In den späten 1850er-Jahren erschienen in bekannten englischen Zeitungen die ersten Graphen, die Gewicht und Größe in Relation setzen. 1859 wurde in der Zeitschrift „Lancet“ die erste medizinische Fallstudie zum Thema Fettleibigkeit bei Kindern publiziert. In dem bekannten „Cornhill Journal“ wurde gleich eine Serie von Artikeln veröffentlicht, die sich mit übergewichtsbedingten Krankheiten auseinandersetzten. In „Dicken's Pickwick Papers" wurde dem Übergewicht zugeschrieben, dass es Schläfrigkeit am Tage verursachen würde. Dicke wurden zur Zielscheibe des Spotts, sowohl in den Zeitungen als auch in der Öffentlichkeit. Bantings Fleischdiät und Liebigs Eiweißdogma – viele Diätwillige setzten jetzt auf den Fleischkonsum. Aber es wurden viele weitere Methoden entwickelt und natürlich wurde um die beste Methode erbittert gestritten. 1880 war Diät oder Entfettung, wie man sagte, in der Oberschicht und den gebildeten Kreisen der Mittelschicht ein wichtiges Thema. Ab etwa 1870 hatte sich aus der klassischen Sanduhrform ein etwas längeres Korsett entwickelt, das den unten herausquellenden Bauch zusätzlich formte (und das Atmen weiter erschwerte). Die Korsetts für die Frau wurden in diesem Jahrzehnt noch enger, da wollte die gebildete Frau hineinpassen. Die winzige Taille der Kaiserin Elisabeth hatte auf die Frauen abgefärbt, man wollte ebenfalls eine schlanke Taille vorzeigen. Auf dem Lande wurde Körperfülle noch als kräftig, stämmig oder wohlgenährt bezeichnet. Die Männer trugen teilweise Leibbinden, vereinzelt waren Korsetts für Männer bei Dandys, Offizieren und Geschäftsmännern üblich, die damit ihre Figur strafften und ihr Erscheinungsbild imposanter gestalteten.

Die ersten öffentlichen Personenwaagen

Sissi war bereits dafür bekannt, ihr Gewicht täglich zu kontrollieren. Im Jahr 1872 wurde das metrische System in Gramm und Kilogramm eingeführt, vorher gab es im deutschsprachigen System viele unterschiedliche Gewichtseinheiten: In Köln wog das Pfund 468 Gramm und in Bayern 560 Gramm. Bald darauf wurden es die ersten öffentlichen Personenwaagen aufgestellt, man fand sie in U-Bahnen, Geschäften, Restaurants, Hotels, Kinos und öffentlichen Gebäuden. Manche dieser ersten Geräte spielten dem Kunden Musik vor, lasen aus der Zukunft und sprachen das Gewicht. Bald wurden die Waagen jedoch wieder stumm. Die Ärzte begannen, ihre Patienten regelmäßig zu wiegen. Das Gewicht wurde zu einem wichtigen Persönlichkeitsmerkmal. Die Waage war zunächst das Sinnbild der Gerechtigkeit, dann das Symbol des Handels, jetzt wurde sie zum Sinnbild des Körperkults.

Kuren für die Gesundheit

Kurorte wie Karlsbad oder Marienbad wurden als „Wallfahrtsorte der Dicken" bezeichnet. Von Mitte Mai bis Ende September wurde gekurt, in den Gasthäusern der Orte wurden kurgerechte Mahlzeiten serviert.

Die Salze der Mineralwässer sollten den Abbau des Fettes fördern. Die Karlsbader Brunnenkur (in Böhmen) wurde bereits in der ersten Hälfte des 19. Jahrhunderts beliebt. Die Einnahme der Heilwässer wurde vom Arzt verordnet, die Trinkkur wurde mit einer Diät kombiniert. Man sagte, dass die schwefelsauren Wässer das Muskelnervensystem aktivierten und die Ausscheidungsvorgänge förderten. In Marienbad stiegen die Besucherzahlen ab 1890 an. Nur die adeligen Schichten konnten sich den Aufenthalt in einem solchen Kurbad leisten. Die Mineralwasserkuren standen in Konkurrenz zu den Wasserentziehungskuren.

Wer hat recht?

Low-Fat oder Low-Carb? Dieser Streit ist nicht neu! William Banting hatte seine beliebte Low-Carb-Diät veröffentlicht und Joseph Schroth hatte mit seiner Schrothkur den Wasserentzug bei trockenen Brötchen propagiert, eine fett- und eiweißarme Durstkur. Der deutsche Arzt Wilhelm Ebstein (1836-1912) war ein führender Spezialist für Stoffwechselkrankheiten und Direktor der Medizinischen Klinik in Göttingen. Er fügte der Banting-Diät eine ordentliche Menge Fett hinzu, damit man weniger Hunger bekäme. 1885 veröffentlichte er sein Werk „Fett oder Kohlenhydrate" und propagierte seine Version der fettreichen Low-Carb-Diät. Der englische Arzt Thomas King Chamber (gest. 1889) beschrieb 1850 eine Kur, die Fette und fette Milchprodukte ausdrücklich verbot, er war somit ein Vertreter einer Low-Fat-Variante und wurde von daher von Ebstein kritisiert. Der Münchner Professor Max Oertel (1835-1897) griff wiederum Ebsteins Diät heftig an, er sagte, dass das zusätzliche Fett die Fettanlage im Körper fördern würde. Max Oertel bezog sich auf seine Lehrer Pettenkofer (Respirationskalorimeter) und von Voit (Voit'sches Kostmaß), welche die eiweißreiche Banting-Diät durch Kohlenhydrate ergänzten, was im Grunde einer Low-Fat-Diät entsprach. Ebstein berief sich auf die Lehren von Justus von Liebig, der die Kohlenhydrate die eigentlichen Fettbildner hielt. Oertel hielt Liebigs Lehre für fehlerhaft, neben Fett hielt er auch ein Zuviel an Eiweiß für fettbildend, Max Oertel setzte auf eine fettarme Mischkost zur Entfettung.

Der Streit der Ärzte fand in öffentlichen Publikationen und Zeitschriften statt, war also für jeden interessierten Leser nachzulesen. Max Oertel warf Wilhelm Ebstein Unseriösität, Inkompetenz und die Suche nach dem Rampenlicht vor, bewarb jedoch in einem Atemzug sein eigenes Sanatorium, wo er seine Patienten mit Nahrungsentzug und Flüssigkeitsbeschränkung behandelte. In Max Oertels Sanatorium gab es leichte und fettarme Kost, man sollte zum Mittagessen möglichst nicht trinken. Nur in der heißen Jahreszeit war dem Sanatoriumsgast ein Viertel leichten Weines erlaubt. Insgesamt durfte der Patient mit Wein, Kaffee, Wasser, Suppe und Milch am Tag 850 ml bis 1,2 Liter Flüssigkeit zu sich nehmen. Zur zusätzlichen Anregung der Ausscheidung wurde andauernde Bewegung verordnet. Die Ärzte der Sanatorien mit Mineralwassertrinkkuren griffen Max Oertel aus Konkurrenzgründen an. Es ging also nicht nur um die wissenschaftliche Ehre, es ging um Anerkennung für die eigene Person und um Werbung für das eigene Sanatorium. In den 1880er-Jahren kam die Wasserentziehung zur Entfettung immer häufiger in Mode. In seinem Werk „Die Gefahren Der Entfettungskuren" von 1886 warnt der Stuttgarter Arzt Georg Rosenfeld vor der Wasserentziehung, sie sei für Herzkranke lebensgefährlich und könne zu einer Nierenentzündung führen. Von Max Oertel begründet und verteidigt, wurde die Durstkur unter Ernst Schweniger (1850-1924) populär. Man sprach von „oerteln" oder „schweningern", wenn man eine Wasserentziehungskur machte. Die Schwenigerkur profitierte von ihrem prominentesten Patienten: Ernst Schweniger wurde die Heilung des Reichskanzlers Otto von Bismarck (1815-1898) zugeschrieben. Schweninger errichtete 1886 in Heidelberg sein Sanatorium zur Behandlung Fettsüchtiger. Die Flüssigkeitsaufnahme wurde beim Schweningern reduziert, die Wasserausscheidung vermehrt, außerdem gab es wenig Nahrung. Der Kurgast durfte insgesamt höchstens einen Liter Flüssigkeit trinken und musste jeden Morgen zwei Stunden lang spazieren gehen.

Wer kein Heilwasser hat, nimmt Milch

Einige Kurorte setzten nicht auf die Wasserentziehung, hatten jedoch auch keine berühmten Heilquellen zu bieten. Solche Orte stürzten sich dankbar auf die Milchkur. Die ersten Milchkuren kamen um 1870 von dem russischen Leibarzt des Zaren. Die von dem Amerikaner Weir Mitchell (1829-1914) entwickelte Milchkur fand in den 1880er-Jahren wegen ihrer Heilerfolge den Weg von Amerika nach Europa. Die Milchdiät wurde mit Ruhe und Massage kombiniert. Zweimal am Tag wurde Milch frisch von der Kuh gemolken, abgerahmt und getrunken. Zunächst sollte die entrahmte Milch neben der gewöhnlichen Kost getrunken werden, nach einer Woche gab es dann nur noch Milch. Die Menge wurde reduziert, bis der Patient täglich 0,25 kg Gewicht verlor. Dazu gab es täglich eine kleine Portion Rindfleisch, Hühnersuppe oder Austernsuppe, um etwas Abwechslung in die Diät zu bringen. War das Zielgewicht erreicht, durfte man wieder mehr essen, nur größere

Mengen Kohlenhydrate blieben verboten. Milch war das Hauptnahrungsmittel. Während der Kur wurde zunächst Bettruhe verordnet, dann Massage und im späteren Kurverlauf auch schwedische Gymnastik. Bevor Milchkuren zum Abnehmen entdeckt wurden, galten sie bereits als probates Mittel gegen Lungenleiden und Tuberkulose. Mit zunehmender Popularität nahmen alle Kurorte die Milchkur in ihr Programm auf. Milchkuren hielten sich bis etwa 1920, danach ging ihre Popularität allmählich zurück.

Von zuckenden Leibern

Ab den 1880er-Jahren gab es elektrische Entfettungsmethoden, die vermutlich von England und Frankreich aus den Weg nach Deutschland fanden. Elektrische Entfettung ermöglichte passive Bewegung mit am Körper angelegten Elektroden, man nannte das Verfahren auch passive Ergotherapie. Dr. Jean Alban Bergonié (1857-1925) hatte das nach ihm benannte Bergonié-Verfahren entwickelt, es wurde von dem Nürnberger Arzt Adolf Veith in Deutschland eingeführt. Gerade die Männer bevorzugten häufig elektrische Entfettungsmethoden. Man nahm in einem Liegestuhl Platz, der mit Elektroden an Sitz und Rückenlehne bestückt war. Weitere Elektroden wurden mit Bändern an Oberschenkeln, der Beinunterseite, am Bauch und an den Armen befestigt. Die Elektroden wurden mit Sandsäcken von insgesamt 75 kg Gewicht an den Körper gepresst. Bei jedem Stromschlag kam es zur Muskelkontraktion, dadurch wurden die Sandsäcke bewegt und somit Muskelarbeit geleistet. Die Muskeln wurden 60 bis 100 mal in der Minute kontrahiert. Es gab viele verschiedene Varianten dieser Apparate, die sich technisch in der Stromherstellung unterschieden. Von zahlreichen Medizinern wurde die elektrische Entfettung als Auswuchs der „Geschäftsrührigkeit“ und Profitsucht bezeichnet.

Auftritt der Kalorie

Auf vielen Lebensmittelverpackungen können wir heute nachlesen, wie viele Kalorien enthalten sind. Seit wann kennen wir die Kalorie? Die wissenschaftliche Definition der Kalorie kam 1825 aus Frankreich, in der Ernährung wurde die Kalorie ab 1883 verwendet. Eine Kilokalorie ist definiert als die Wärmemenge, die man benötigt, um die Temperatur von einem Liter Wasser um ein Grad zu erhöhen, genau genommen von 0 °C auf 1 °C. Stecken Sie Ihre Hand in einen Liter eiskalten Wassers von genau 0 °C und erwärmen das Wasser mit Ihrer Handwärme auf 1 °C, dann haben Sie eine Kilokalorie (kcal) an Wärmeenergie abgegeben. Möchte man die im Essen enthaltene Energie in Kalorien ermitteln, so trocknet man das Lebensmittel und verbrennt es in einem „Bombenkalorimeter". Das Kalorimeter ist von Wasser umgeben, man misst, wie stark das Wasser durch die Verbrennung erhitzt wird, genau wie Sie mit Ihrer Hand das Wasser in dem obigen Beispiel erwärmten. Je mehr Wärme gebildet wird, desto mehr Kalorien waren in dem verbrannten Lebensmittel enthalten. Vielleicht sprechen wir ja deshalb heute noch von der Kalorienbombe.

Mit der Kalorienlehre konnte man jetzt Kohlenhydrate und Fette zueinander in Beziehung setzen. Der Mediziner und Ernährungswissenschaftler Johann Baptist Demuth (1844-1918) aus Frankenthal beließ die Ernährung seiner Patienten wie gewohnt, reduzierte nur die Menge. 1883 publizierte er sein Werk „Zur Kur der Fettleibigkeit". Er erklärte seinen Patienten in seinen Ernährungsplänen, dass 100 Gramm Fett etwa 175 Gramm Kohlenhydraten entsprachen und dass man eine stärkere Fettaufnahme durch die Reduktion der Kohlenhydrate ausgleichen könne. Der amerikanische Chemiker Wilbur Olin Atwater (1844-1907) veröffentlichte 1887 einige Artikel über das Essen und Tabellen über die Essenszusammensetzung und verwendete dabei die Kilokalorie. Wilbur Atwater wollte von den ermittelten Werten zusätzlich noch die Energie abziehen, die den Körper über Urin und Stuhlgang verlässt, der menschliche Körper verbrennt die aufgenommenen Lebensmittel ja nicht rückstandslos, man denke an die für uns unverdaulichen Ballaststoffe. Mit der Einführung der Kalorienlehre begann eine neue Phase des Ernährungsdenkens, denn Ernährung wurde rationell messbar. Hatte man vorher grob in leichte und schwere Kost unterschieden, so konnte man jetzt genaue Zahlen vorlegen. Die erste Kalorientabelle mit den gebräuchlichsten Lebensmitteln veröffentlichte Erich von Leyden 1898 in seinem „Diätbüchlein". Nach der Jahrhundertwende sollte sich das Kalorienzählen einbürgern. Mit der Kalorienlehre gewannen vegetarische Kuren als Reduktionsdiäten immer mehr an Bedeutung, denn Gemüse enthält bekanntlich wenig Kalorien.

Auch das Gewicht wurde jetzt genauer analysiert: Der französische Arzt und Chirurg Pierre Paul Broca (1824-1880) hatte die heute noch gebräuchliche Brocasche Berechnungsformel aufgestellt: Danach erhält man das Normalgewicht einer Person, indem man von der Körpergröße in Zentimetern die Zahl 100 abzieht. Der Broca-Index trifft für mittelgroße Personen am besten zu, nach der Formel dürfte eine Person von 101 cm Körpergröße ja nur ein Kilogramm wiegen.

Der Wohlstand kommt

Ende des 19. Jahrhunderts waren sehr verschiedenartige Diäten beliebt und bekannt: Die Methode nach Harvey-Banting (Low-Carb-Diät), die Ebsteinsche Methode (Banting plus Fett), die Oertelsche Methode der Wasserentziehung, sowie Mineralwassertrinkkuren und Milchkuren. Es gab Bade-, Diät- und Brunnenkuren. Die Nahrungssituation hatte sich in ganz Europa stabilisiert, nicht zuletzt durch den Einsatz des Superphosphat-Düngers des Chemikers Justus von Liebig. Anfang des 20. Jahrhunderts begann die zunehmende Industrialisierung das Leben und die Ernährung der Menschen weiter zu verändern. In England war die Massenproduktion besonders weit fortgeschritten, so dass die Fettpolster der Bevölkerung zu wachsen begannen. Die frühen Diätratgeber behaupteten, dass gerade in England die Fettleibigkeit zu dieser Zeit sehr verbreitet gewesen sei, insbesondere bei Frauen. Es wurden mehr Fleisch, Eier, Käse und Fett verzehrt, man aß weniger Getreide und Kartoffeln. Zucker und Südfrüchte hielten Einzug in die Speisepläne der Menschen. Immer mehr Menschen hatten sitzende Tätigkeiten oder arbeiteten am Fließband, wo die körperlich anstrengenden Aufgaben von einer Maschine übernommen wurden. Industriekost wurde zunehmend in Masse produziert. Im Jahr 1853 hatte Justus von Liebig einen Fleischextrakt entwickelt, der zunächst als stärkende Krankenkost für Menschen gedacht war, die keine feste Nahrung zu sich nehmen konnten. Aus 30 Kilo Fleisch konnte man ein Kilo Fleischextrakt herstellen. Da es zu der Zeit in Uruguay einen großen Überschuss an Rindfleisch gab, stellte man den Extrakt dort her und verkaufte das Produkt weltweit. Es gab noch keine Transportmöglichkeiten für das unverarbeitete Fleisch, da Kühlmöglichkeiten fehlten. Der Extrakt war zu teuer für die normale Bevölkerung, er wurde aber als Truppenverpflegung verwendet. Das neu entwickelte Fertigprodukt wurde von Nachahmern bald verfälscht und mit minderwertigen Zutaten wie Gallert und Brataroma hergestellt.

Es entstanden auch neue Verpackungs- und Lagerungsverfahren: Im Jahr 1864 entwickelte der französische Chemiker Louis Pasteur (1822-1895) die Pasteurisierung, bei der Produkte durch kurzfristige Hitzeeinwirkung haltbar gemacht werden. Die Konservendose war bereits 1810 von dem britischen Kaufmann Peter Durand (1766-1822) erfunden worden. Zunächst wurden die Dosen noch mit Blei verschlossen, was eine Vergiftung auslösen konnte, später verwendete man eine unschädliche Falztechnik. Der Ingenieur und Unternehmer Carl von Linde (1842-1934) erfand 1895 das Linde-Verfahren, welches die Zuverlässigkeit der ersten Kältemaschinen so verbesserte, dass diese industrietauglich wurden. Man konnte jetzt das ganze Jahr über Wassereis herstellen, welches die Lagerbarkeit von Lebensmitteln entscheidend verbesserte. Ab den 1920er-Jahren waren Kühlschränke dann auch für den Hausgebrauch geeignet und setzten sich in den Folgejahren nach und nach durch.

Im Jahr 1885 kam der künstliche Süßstoff Saccharin auf den Markt. Saccharin ist der älteste ungiftige Süßstoff (Sie erinnern sich an den Bleizucker der Römer), er wurde von den deutschen Chemikern Constantin Fahlberg (1850-1910) und Ira Remsen (1846-1927) in den USA entdeckt. Constantin Fahlberg war sein Reaktionsansatz im Labor außer Kontrolle geraten und übergekocht. Kurz nach der Beseitigung des Fehlschlages bemerkte er den süßen Geschmack an seinen Händen, das Saccharin war entdeckt. Die Zuckerindustrie war über diese Entwicklung nicht gerade begeistert, denn die neu entdeckte Substanz war bezogen auf die Süßkraft deutlich billiger als Rübenzucker. Die Motivation, das Saccharin zu vermarkten lag zunächst nicht in dessen Diätpotenzial: Man hatte schlicht und ergreifend einen billigeren Zuckerersatzstoff gefunden. Hausfrauen hatten Probleme mit Saccharin, sie konnten die Menge für eine Tasse Tee nicht dosieren und bemängelten, dass der Kuchen nicht mit Saccharin bestäubbar war. Heute gibt es gegen das Dosierproblem Saccharintabletten im Dosierspender. Die Zuckerindustrie fürchtete um ihre Umsätze und arbeitete gegen den neuen Stoff. 1902 wurden Süßstoffe verboten, nicht der Gesundheit zuliebe, sonder der Industrie zuliebe, die fleißig gegen den Süßstoff Lobbyarbeit betrieben hatte. Diabetiker durften Süßstoff unter Vorlage eines Arztzeugnisses in der Apotheke erwerben. Ab dem Zweiten Weltkrieg wurde Süßstoff wieder zugelassen, man brauchte den Zuckerersatz aus wirtschaftlichen Gründen. Die künstlichen Süßstoffe wurden übrigens alle zufällig entdeckt, da die Chemiker nicht besonders sauber arbeiteten. Das Leben und die Chemie fanden sehr dicht nebeneinander statt, so fanden die Chemikalien früher oder später ihren Weg in den Mund des Chemikers, mal über die Hände und mal über die Zigarette. Da Süßstoffe um ein Vielfaches süßer sind als Zucker, waren nur kleine Mengen notwendig – zum Glück, möchte man sagen.

Die Lebensreformer

Die Industrialisierung hatte die landwirtschaftlichen Erträge verbessert, man konnte jetzt Produkte konservieren und musste am Fließband körperlich weniger hart arbeiten als früher. Der Fortschritt führte zu einer ökologischen Gegenbewegung.

Die Lebensreformbewegung ging in erster Linie von Deutschland und der Schweiz aus. Der Fortschritt wurde als Verfallserscheinung angesehen, man fürchtete Zivilisationskrankheiten und wollte zu einer naturgemäßen Lebensweise zurückkehren. Die Lebensreformer beschäftigten sich mit ökologischer Landwirtschaft, vegetarischer Ernährung, Reformkleidung, Naturheilkunde, Freikörperkultur und der Turnbewegung. Rudolf Steiner (1861-1925) war Begründer der spirituellen Weltanschauung der Anthroposophie und einer der führenden Vertreter der ökologischen Diätreform. Er forderte eine Landwirtschaft ohne den Einsatz von Dünge- und Unkrautvernichtungsmitteln. Intensive Massenproduktion verurteilte er.

Die Ernährungsreformer

Die Ernährungsreform war ein Teil der Lebensreform und entstand in engem Zusammenhang mit den Ideen der Naturheilkunde und der alternativen Medizin. Man lehnte Konserven und Fertigprodukte wie Liebigs Fleischextrakt oder Brühwürfel ab und vertrat die Ansicht, dass nur möglichst naturbelassene Nahrungsmittel gesund seien. Unter den Ernährungsreformern entwickelte sich zum ersten Mal die Idee, dass sich im menschlichen Körper „Schlacken“ ablagerten. Verschiedene Substanzen wurden von den Reformern verdächtigt: Harnsäure, Kohlensäure, Eiweißbruchstücke und Säuren sollten im Blut oder in den Geweben des Körpers ihr Unwesen treiben. Man verglich den Darm mit einem Ofenrohr, das regelmäßig gereinigt werden müsse. Die moderne Medizin kennt bisher keine Substanz im Körper, die den Begriff „Schlacke“ auf irgendeine Weise verdient hätte. Die Theorien der Reformer waren recht verschieden, aber die Ernährungsweisen glichen sich. Man vertrat z.B. die Ansicht, dass der Mensch weniger Eiweiß benötige, als durch das wissenschaftlich bestimmte Voitsche Kostmaß angegeben wurde. Ernährungsreformer kritisierten die in ihren Augen übermäßige Eiweißmast. In zahlreichen Schlankheitsratgebern aus Reformkreisen wurde empfohlen, zum Abnehmen mindestens eine Mahlzeit mit Rohkost zu gestalten. Der Mediziner und Lebensreformer Dr. Paul Andries wandte sich 1893 gegen das Eiweißdogma. Für Andries lag die Ursache zahlreicher Krankheiten im erhöhten Eiweißkonsum.

Konsequent fleischlos

Der deutsche Apotheker und Naturheilkundler Theodor Hahn (1824-1883) war einer der Pioniere der vegetarischen Bewegung und einer der bedeutendsten Naturärzte seiner Zeit. Zuvor war der Engländer George Cheyne (1671-1743) vehement für die vegetarische Ernährung eingetreten und Graham (1794-1854) hatte die fleischlose Ernährung in den USA publik gemacht. Theodor Hahn litt an Asthma, er erhoffte sich vom Heilpraktiker Heinrich Friedrich Franke (1805-1848, Autorenpseudonym: J. H. Rausse) Hilfe. Durch das Treffen 1847 wurde Theodor Hahn ein Anhänger der Wasserkuren. Hahn pachtete 1852 in der Schweiz eine Wasserheilanstalt und lebte fortan konsequent fleischlos. Er sagte, dass das Fleischessen hässlich, schwerfällig, faul, träge, dumm und plump mache. Theodor Hahn entwickelte für seine Patienten eine Kombinationsbehandlung aus Wasserkur, vegetarischer Ernährung und schwedischer Gymnastik. Die frühen Vegetarier hatten in der Ernährung einfach das Fleisch weggelassen. In dieser Zeit begann man, das vitaminreiche Abkochwasser für die Nahrung zu verwenden (die Vitamine wurden erst zwischen 1908 und 1941 entdeckt). Für die Patienten seiner Heilanstalt verfasste Theodor Hahn zwei Kochbücher, damit diese sich zu Hause weiter vegetarisch ernähren konnten. Wie Sylvester Graham empfahl auch Hahn Vollkornprodukte. Er führte als Erster 1861 das Graham-Brot in der Schweiz ein. Vegetarismus war jedoch nach wie vor eine Sonderform der Ernährung, die allgemeine Bevölkerung sah Vegetarier als Sonderlinge an.

Auch Gustav Schlickeysen (1843-1893) hatte sich mit seiner Ernährung von einer Krankheit geheilt und war so zu seiner Art der Reformkost gelangt. Im Jahr 1875 veröffentlichte er das Buch „Obst und Brot". Er formulierte darin die Gesetze seiner vegetarischen Lebensweise. Schlickeysen war der Meinung, dass der Mensch ein reiner Fruchtesser sei, rohes Fleisch würde der Mensch instinktiv ablehnen, während er sich Früchten zuneige. Die Ursache menschlicher Krankheiten sah Schlickeysen in einem Mangel an Fruchtnahrung, Fehlern in Ernährung und Trinken, Unreinlichkeit sowie Ausschweifung. Obst war für ihn Sonnenlichtnahrung, gekochte und tierische Kost lehnte er ab. Gustav Schlickeysens Fazit: „Die feuerlose Fruchtdiät ist der Schlußstein der diätischen Reform, sie ist die größte Idee und die größte Tat des Menschen, in ihr liegt die Welterlösung." Seine Diät fand zu seinen Lebzeiten kaum Beachtung, später bezogen sich die Frutarier, die eine auf Früchten basierende vegetarische Diät praktizieren, auf ihn. Schlickeysen war nach Graham der zweite Initiator der Brotreformbewegung, die das Vollkornbrot befürwortete.

Bircher-Müesli und Lichtquanten

Der Schweizer, Arzt und Ernährungswissenschaftler Maximilian Bircher-Benner (1867-1939) gilt als ein Begründer der Vollwerternährung. Bircher entwickelte seine Rohkost-Diät an sich selbst, als er an Gelbsucht und an Schlafstörungen erkrankte. Nachdem die Diät bei ihm funktioniert hatte, empfahl er sie zunächst einer Patientin mit Verdauungsstörungen, die nach der damals üblichen Lehre der Schulmedizin auf keinen Fall mit einer rohköstlichen Diät behandelt worden wäre. Auch dieser Versuch war erfolgreich, und aus Birchers Praxis wurde 1897 eine kleine Privatklinik. Er verordnete seinen Patienten Bewegung an der frischen Luft, Luftbäder, Gymnastik sowie Wassergüsse. 1903 veröffentlichte er seine Ernährungsform, die er mit einer Sonnenlichttheorie untermauerte. Er schrieb, dass die in den Nahrungsmitteln gespeicherte Sonnenenergie für die Qualität der Nahrung entscheidend sei. Nahrung trage Lichtquanten in sich, die im Körper freigesetzt würden. Kochen, braten und backen würde den Sonnenlichtwert vermindern. Rohe Nahrungsmittel waren laut Bircher wertvoller als Gekochtes, pflanzliche Nahrung wertvoller als Fleisch. Konserven, Weißmehl und Zucker lehnte der Arzt ab. Er nahm sich an der Kost der Alpenhirten ein Vorbild, hier entdeckte er ein auf Obst und Haferflocken basierende Müsli, was heute als „Bircher-Müesli" bekannt und beliebt ist. Seine Theorie der Sonnenlichtnahrung stieß auf Skepsis, da sie bereits damals den biochemischen Erkenntnissen widersprach. 1904 gründete Bircher-Benner ein Sanatorium, das für seine prominenten Kurgäste Thomas Mann, Rainer Maria Rilke sowie Hermann Hesse bekannt wurde. Thomas Mann bezeichnete Birchers Sanatorium als „hygienisches Zuchthaus", der Aufenthalt dort verhalf ihm zu Ideen und Inspiration für seinen Bildungsroman „Der Zauberberg". Die Bircher-Benner-Klinik hielt sich bis 1994 und war zuletzt im Besitz des Kantons Zürich. Während Bircher von den Schulmedizinern noch bekämpft wurde, konnte die Vollkornbewegung in den 1930er-Jahren durch Werner Kollath (1892- 1970) Anerkennung finden.

Von Säuren und Schlacken

Wie so oft in der Geschichte empfahl auch der englische Arzt Alexander Haig (geb. 1853) die Ernährungsform, die ihn selbst geheilt hatte. Eine auf Milchprodukten und Gemüse basierende, fleischfreie Kost brachte ihm die Heilung von Kopfschmerzen, Magenleiden und Verstopfung. Haig untermauerte seine vegetarische Diät mit der Theorie der Harnsäureverschlackung. Harnsäure trete bei übermäßigem Fleischverzehr auf und könne das Blut und die Körpergewebe verschlacken. Haig empfahl daher, weniger Eiweiß zu essen, als die damalige Ernährungswissenschaft empfahl. Überernährung war aus seiner Sicht die Hauptursache zahlreicher Zivilisationskrankheiten. Alexander Haig veröffentlichte seine Erkenntnisse 1884 in England, Maximilian Bircher-Benner übersetzt das Buch 1902 für den deutschen Sprachraum. Harnsäureüberschuss würde die Blutmasse ändern und eine von Haig sogenannte Kollämie auslösen. Zur Therapie sei eine basenüberschüssige, lakto-vegetabile Ernährung und eine Ausscheidung des Harnstoffs durch Schwitzen wichtig. Zu den Kollämiekrankheiten gehörten nach Alexander Haig unter anderem Migräne, Muskelkrämpfe, Epilepsie, Hysterie und Depression. Wenn die Gewebe ebenfalls mit Harnsäure verschlackten, käme es zur Retention: Zu den Retentionskrankheiten zählte Alexander Haig Gicht, Rheuma und diverse Entzündungskrankheiten. Die Harnsäureverschlackungstheorie löste die vorher vorherrschende Frugivorentheorie von Gustav Schlickeysen ab, wonach der Mensch aufgrund seiner Vorliebe für Obst und seines typischen Gebisses zum Fruchtesser gemacht sei.

Der schwedische Naturphilosoph Are Waerland (1876-1955) entwickelte sein Ernährungssystem um die Jahrhundertwende 1900. Waerland betrachtete die Übersäuerung des Körpers als die Ursache der meisten Krankheiten. Ein ausgewogenes Säure-Basen-Gleichgewicht benötige die tägliche Einnahme einer ausreichenden Menge von basischen Mineralsalzen. Waerland begegnete Alexander Haig, der sich durch die „Lakto-vegetabile Kost" heilen konnte und an denselben Krankheitserscheinungen wie Waerland gelitten hatte. Are Waerland argumentierte, dass grüne Blätter, Knospen, Samen und Keime die ursprüngliche Nahrung des Menschen seien, der Mensch habe schließlich mindestens 25 Millionen Jahre auf Bäumen gelebt und sei kein Allesfresser. Er war der Meinung, dass die übliche Mischkost den Organismus übersäure und dass sich Schlacken in den Geweben ablagerten. Der Dickdarm würde durch diese Ernährung mit Fäulnisbakterien besiedelt. Pflanzliche Rohkost war seiner Meinung nach die gesündeste und natürlichste Ernährung. Er empfahl rohe Frischkost, weil beim Kochen die basischen Mineralsalze des Gemüses ins Kochwasser übergingen und so verloren seien (Vitamine kannte er noch nicht). 1,5 bis 2 Liter Flüssigkeitszufuhr hielt er für bedeutsam. Laut Waerland würden sich Schlacken und Toxine in der Nacht anhäufen und dann bis zum Mittag vom Körper ausgeschieden. Deshalb sollte man nach dem Aufstehen einen halben Liter trinken, bevorzugt basische Gemüsebrühe, stilles Wasser, Kräutertee oder frisch gepresste Säfte. Als Frühstück empfahl er Dickmilch, frisches Obst und Saaten zur Unterstützung der Ausscheidungsphase. Mittags sollten Rohkost und Pellkartoffeln mit Kräuterquark gegessen werden. Für den Abend empfahl er „Kruska", einen Getreidebrei aus grob geschrotetem Vollkorngetreide, Kleie und Rosinen, der mit Milch oder Obstkompott verzehrt wurde. Alternativ könne Vollkornbrot mit Butter und Käse gegessen werden. Fleisch, Fisch, Ei und Alkohol sollen man meiden, da diese Nahrungsmittel Säure und Fäulnisbakterien bildeten. Rohes Gemüse war für Waerland sehr wichtig. Milchprodukte sollten möglichst milchsauer vergoren sein. Abgeraten wurde von Kaffee, Zucker, konservierten und fabrikmäßig hergestellten Nahrungsmitteln, Weißmehlprodukten, zu viel Fett, Gewürz und Salz. So sei ein Lebensalter von 120 Jahren erreichbar. Waerland selbst wurde immerhin 79 Jahre alt. Aus seinen Empfehlungen entstand eine Gesundheitsbewegung in Schweden, die auch in Deutschland und anderen Ländern ihre Anhänger fand. Bei einem Besuch in Hamburg wurde Waerland 1950 von einem Journalisten der „Zeit" als einen mit kräftigen Muskeln bepackten, fitten 74-Jährigen beschrieben. Waerland sagte in Hamburg, dass er seit 50 Jahren nach seinem System lebe und nicht einen Tag krank gewesen sei. Er empfahl seinen Zuhörern Birkenblättertee. Morgens solle man einen halben Liter Pellkartoffelwasser schlürfen und zwei Esslöffel Leinsamen, zwei Esslöffel Weizenkleie sowie einen Esslöffel Milchzucker einnehmen.

Der Diätreformer Heinrich Lahmann (1860-1905) bevorzugte ebenfalls den Vegetarismus und war Leiter eines Sanatoriums in der Nähe von Dresden. Er prägte den Begriff der Dysämie, so bezeichnete er eine Krankheit, die durch falsche Blutzusammensetzung entstehe und durch Ernährung geheilt werden könne. Nach seiner Theorie würden sich im Blut Schlacken gasförmiger Kohlensäure anhäufen. In seinen Ernährungsratgebern beschäftigte Lahmann sich mit der übermäßigen „Salzschwelgerei", denn zu viel Kochsalz führe zu übermäßiger Wasserzufuhr und schließlich zur Blutverdünnung. Weitere Ernährungsreformer schlossen sich ihm an, so kamen die ersten salzarmen Spezialkochbücher auf den Markt.

Der Chemiker Carl Gustav Ragnaar Berg (1873-1956) und der Stoffwechselforscher Carl Rose (1864-1947) bezeichneten die Mineralstoffe als „Heinzelmännchen unter den Nährstoffen", sie kämen als Säuren oder Basen in der Nahrung vor. Bei der Neutralisierung der Säuren fielen Eiweißbruchstücke an, die sich im Körper als Stoffwechselschlacken ansammelten. Die Wissenschaftler entwickelten eine basenüberschüssige Ernährung und empfahlen höchstens 3 Gramm Kochsalz pro Tag, da dieses ebenfalls zu Stoffwechselschlacken führen würde.

Die Brotreformer

Zur Lebensreformbewegung gehörte auch das Vollkornbrot. Sylvester Graham hatte das Grahambrot erfunden und Gustav Schlickeysen war neben Maximilian Bircher-Benner einer der frühen Befürworter der Vollkornernährung. Im Zuge der Lebensreform wurden verschiedene Mahl- und Backverfahren für Vollkornbrote entwickelt: Sylvester Graham, Gustav Simons, Stefan Steinmetz und Volkmar Klopfer machten das Brot durch ihre Entwicklungen vollwertiger. Alles, was von der Natur käme, das sei gut für den Menschen. Das Vollkornbrot wurde von Gustav Simons (1861-1914) nach Deutschland gebracht, nachdem Bircher-Benner das Grahambrot bereits in die Schweiz eingeführt hatte. Gustav Simons entwickelte das „Simonsbrot" (auch Malzkornbrot genannt), er nutzte dazu ein aus Russland stammendes Herstellungsverfahren. Simons ließ die Roggenkörner 12 bis 16 Stunden in warmem Wasser quellen. Das Getreide wurde dann feucht zu einem Brei gequetscht und anschließend in luftabgeschlossenen Kästen sich selbst überlassen, damit es vor dem Backen gären konnte. Der Mühleningenieur Stefan Steinmetz (1858-1930) erfand 1890 ein nährwertschonendes Nassschälverfahren des Getreidekorns. Seine Methode wurde 1892 patentiert. Das Korn wurde durch Sieben vorgereinigt und dann gewaschen, so dass sich die äußere Schale ablöste. Durch die Reibung der Körner aneinander wurde die Schale entfernt, anschließend wurde das Korn vermalen. Die Randschichten, der Getreidekeim und die Ballaststoffe blieben bei diesem Verfahren weitgehend erhalten. Steinmetz war der Ansicht, dass diese Verbesserung des Gesundheitswertes die Gesundheit in den Arbeiterquartieren der Großstädte fördern würde. Das Volk bevorzugte weißes Mehl, und die Müller kamen diesem Wunsch nach. Steinmetz sah in weißem Mehl ein „Luxusmehl" für Gebäck und Beilagen zum Fleisch, sein „Brotmehl" sollte der Ernährung des Volkes dienen. Steinmetz-Mehle haben einen reduzierten Schadstoffanteil und einen hohen Anteil an löslichen Ballaststoffen. Noch heute wird das Verfahren von vielen Bäckereien verwendet. Stefan Steinmetz vermarktete sein Steinmetz-Mehl und das Steinmetz-Kraftbrot. Der Chemiker Volkmar Klopfer erfand ein Schleudermehlverfahren, nach ihm ist das Klopfer-Brot, ein Roggenvollkornbrot, benannt. Klopfer entwickelte ebenfalls ein Eiweißkonzentrat namens „Glidine", das ausschließlich aus Weizenklebereiweiß bestand. Ab 1913 produzierte Klopfers Nahrungsmittelwerk Roggenvollkornmehl. Er buk daraus ein Roggenvollkornbrot, das zunächst in Reformhäusern verkauft wurde. Zusammen mit einem schwedischen Ernährungsforscher entwickelter er ein Mineralstoffpräparat mit dem Namen Basica. Noch heute gibt es in deutschen Reformhäusern Dr.-Klopfer-Produkte. Klopfer plädierte für den vermehrten Anbau und Verzehr von Roggen, das Getreide sei anspruchslos und könne in größeren Mengen angebaut werden, so bliebe man von ausländischen Weizenimporten unabhängiger. Für eine Mark erhielt man zu seiner Zeit ein halbes Kilo Fleisch, aber vier Kilo Brot. Klopfer kritisierte alle Ernährungsphysiologen und Mediziner, die behaupteten, dass Weißbrot besser verträglich sei als Schwarzbrot. Die Brotreformer hatten technische Verfahren und Varianten rund um das Vollkornbrot entwickelt, jedoch blieb die Reformbewegung zunächst ein Thema der gebildeten und wohlhabenden Bildungsbürgerschicht. Die normale Bevölkerung bevorzugte Weißmehl und Weißmehlprodukte. In der Nazizeit sollte das Vollkornbrot in Deutschland populär werden.

Reformhäuser kommen auf

Aus den Empfehlungen der Lebensreformbewegung entstand eine gut verdienende Industrie. Auch Reform- und Diätprodukte mussten ja verkauft werden. In speziellen Geschäften konnte man alle Produkte der Reformbewegung kaufen: die passenden Bücher, Diätmargarine, Mineralstoffe, Fleischersatzprodukte, Säfte und Vollkornprodukte, später dann auch Vitaminpräparate. Ab 1887 wurden die Reformprodukte den Verbrauchern auf Ausstellungen nahegebracht. In dieser Zeit entstanden die ersten Restaurants, die nach den Grundsätzen der Lebensreform kochten. Der Begriff „Reformhaus“ entwickelte sich um das Jahr 1900 und bürgerte sich nach und nach ein. Bis 1914 fand man Reformhäuser nur in Großstädten, deshalb wurde ein Versandwesen entwickelt. Nach dem Ersten Weltkrieg kam es im Zuge des entstehenden Schlankheitskults zum Aufschwung der Branche. 1925 gab es reichsweit 200 Reformhäuser, 1939 schon 2000. Die Ideologie der Lebensreformer wich zunehmend den Geschäftsinteressen.

Reformkleidung - Weg mit dem Korsett!

Die Kleiderreformbewegung war ein Teil der Lebensreformbewegung und entstand ebenfalls in der Zeit von 1890 bis 1914. Die Herrenkleidung wurde zuvor von dem aus England kommenden Dandy-Stil geprägt, Herren trugen maßgeschneiderte Anzüge mit Stehkragen, Krawatte und Manschetten. Zylinder, Stock und Uhr gehörten dazu. Die Damen kleideten sich in zahlreiche Unterröcke sowie Korsette, die zunächst die Taille einschnürten, dann kam das sogenannte S-Korsett in Mode: Bauch rein, Brust raus! Die von Paris diktierte Mode behandelte die Frau wie eine Skulptur, die man beliebig durch Schnüren formen könne. Die negativen Begleiterscheinungen des Korsetts sind noch heute bestens bekannt: die „Schnürfurche", das In-Ohnmacht-Fallen, Übelkeit, sowie Organ- und Knochenveränderungen.

Die Kleiderreformer wollten das beengende Korsett abschaffen. In Deutschland erlebte die Bewegung ihre Blütezeit von 1900 bis 1905. Erste Frauen wagten es, die ungewöhnliche Alternativmode zu tragen, in der Öffentlichkeit blieb die Wirkung jedoch gering. Aus den Reformkleidern wurde nie ein Massentrend, doch die richtungsweisenden französischen Modeschöpfer reagierten auf diese Reformidee und ließen sich davon inspirieren. Die Pariser Mode setzte die Trends, der französische Modeschöpfer Paul Poiret (1879-1944) präsentierte einen neuen Stil, der sich aus der Reformkleiderbewegung entwickelt hatte und den er „le vague" nannte. Seine Mode war ohne Korsett tragbar und trotzdem elegant. Um 1910 waren Reformkleidung und die neue Pariser Modekleidung einander sehr ähnlich geworden, man nannte die neuen Modelle deshalb auch „Pariser Reformmode". So fand die Reformkleidung über den Umweg durch Paris ihren Weg in die Kleiderschränke und gewann so eine deutliche optische Verbesserung. Es wurden erste bewegungsfreundliche Sportkostüme und Röcke hergestellt. Zunächst entwickelte der Arzt Gustav Jaeger (1832-1917) Sportkleidung aus Wolle, schließlich kam Baumwollkleidung in Mode. Hatte man vorher geturnt, trug man normale Alltagskleidung. Es wurden auch Hosen für Frauen hergestellt und man entwickelte elastische Sportmieder. Für die neue Mode und die neuen Schnitte mussten die zur Präsentation eingesetzten Mannequins einen schlanken Körperbau haben. Man konnte seinen Körper nicht mehr von außen mit Hilfsmitteln modellieren, man musste abnehmen oder trainieren. Das Korsett verschwand mit dem Ersten Weltkrieg vollständig von der Bildfläche, es war in dieser Zeit nicht mehr brauchbar.

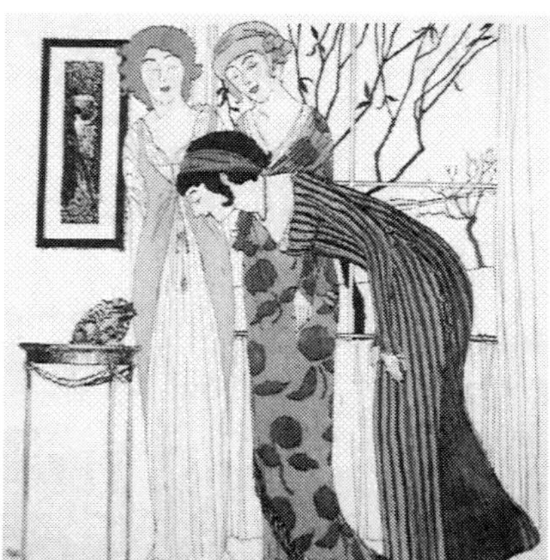

6. Modezeichnung von Paul Poiret (1908)

Baden, genießen, amüsieren

Ende des 19. Jahrhunderts waren Thermalbäder in der guten Gesellschaft sehr beliebt. Man fuhr zur Kur für die Gesundheit, für die Geschäfte und zum Amüsieren. Die Badeorte wurden zu Hochburgen der Unterhaltung. Man verfügte im Thermalbad über den aus der Stadt gewohnten Komfort und profitierte gleichzeitig von der ländlichen Umgebung. Badekuren mit abmagernder Wirkung wurden immer beliebter, so dass die Kapazität der Orte um 1910 erhöht werden musste. In Frankreich lancierte Kaiser Napoleon III. (1808-1873) diese Kurmode, er selbst war Anhänger der französischen Thermalquellen. Auch die rundliche Queen Victoria (1819-1901) besucht die Quellen des französischen Aix-les-Bains in den Jahren 1885 bis 1887. Neben Mineralwasser wurden bei den Kuren auch Abführmittel und Einläufe eingesetzt, teilweise wurde die Schrothkur durchgeführt. Es gab Bäder, Duschen, Saunen, Gymnastik und Massage. Auch die französischen Seebäder feiern Erfolge, die Engländer waren häufig in den Seebädern der Normandie zu Gast. Man trug wollene Badekleidung, die weit geschnitten war und bis zu den Knöcheln reichte. Man wechselte seine Kleidung am Badeort in von Pferden gezogenen Kabinen. Da die allermeisten Menschen nicht schwimmen konnten, wurden die Kurgäste an ausgewählte Stellen des Meeres mit flachem, strömungsarmem Wasser geleitet.

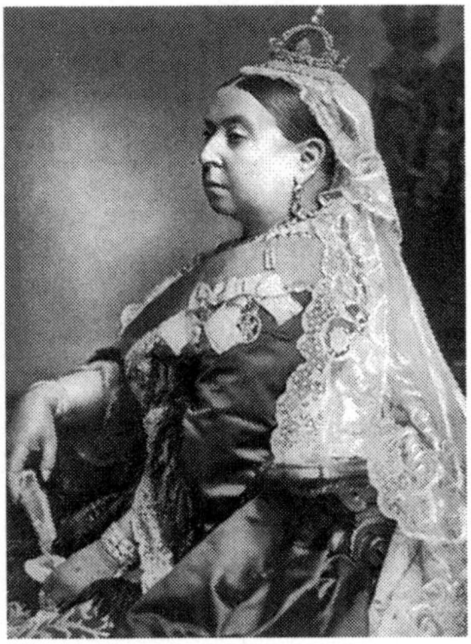

7. Die wohlbeleibte Queen Victoria am Tag ihres Thronjubiläums (1887)

Schlank um jeden Preis

Ab der Jahrhundertwende 1900 änderte sich die Deutung des Begriffes Diät: Den Wissenschaftlern und Lebensreformern war es – bei allen Differenzen – in erster Linie um die Gesundheit gegangen. Jetzt traten die Themen Schönheit, schlanke Figur und kalorienreduzierte Schlankheitskost in den Vordergrund.

Ab 1900 wurden immer mehr Diätprodukte und Diätlebensmittel von findigen Geschäftemachern auf den Markt gebracht. Da gab es z.B. die Zehr-Yoghurt-Kur im Kampf gegen das Gewicht. Diese Kur versprach, ein „ideales Mittel im Kampfe gegen die beschwerliche, auch dem Schönheitssinn widerstrebende Korpulenz" zu sein. In den ersten zehn Jahren des 20. Jahrhunderts wurden Molke, Kefir und Joghurt immer häufiger bei der Diät eingesetzt. Joghurt war trotzdem aufgrund der eingeschränkten Kühlmöglichkeiten noch ein seltenes Produkt. Von dem neuen Schlankheitswahn fühlten sich vor allem die Frauen angesprochen. Übergewicht, das über viele Jahre ein Ausdruck von Fülle und Wohlstand war, wurde zum sozialen Makel. Zucker und kalorienreiches Essen galt von nun an als Esssünde. Männer sollten gesund, gut genährt und fit sein. Der junge Mann sollte einen trainierten und gestählten Körper haben. Muskulatur war bei Männern wichtiger als ein schlanker Körperbau. Dicksein wurde mit mangelnder Triebkontrolle und verlorener Selbstbeherrschung gleichgesetzt, man empfand Übergewicht als hässlich und bemitleidenswert. Man bezeichnete die Dicken als „Dickwänste", „Fresser", „Schläfer" und „Bierphilister". Durch die Entwicklung der Psychoanalyse wurde der Körper jetzt als Ausdruck der Seele verstanden. Dank des neuen Schlankheitskults wurde erstmals eine größere Zahl magersüchtiger Frauen beobachtet. Die Ärzte schrieben, dass sich die Magersucht in strikter Nahrungsverweigerung zeigte, aber nicht immer auf Appetitlosigkeit beruhe. Die Patientinnen seinen sehr uneinsichtig und litten unter Unruhe, langsamen Herzschlag, Frieren und flacher Atmung. Die Pubertätsmagersucht wurde als eigene Kategorie in die Medizin eingeführt. Bis zur Jahrhundertwende waren alle Diätbemühungen auf die Beseitigung von Schmerbauch und kräftigen Hüften ausgelegt, jetzt fanden alle Gliedmaßen Beachtung. Körperfülle im Alter wurde noch toleriert, junge Menschen standen unter Druck.

Der Vorreiter des modernen Bodybuildings war Eugen Sandow (1867-1925), er rief im Jahre 1901 den ersten Bodybuilding-Wettkampf ins Leben. Populär wurde Sandow durch als „Muscle Display" bezeichnete Bühnenprojekte, wo er seine Zuschauer durch seine unglaubliche Körperkraft beeindruckte. Eugen Sandow stemmte z.B. ein Pferd auf der Bühne. 1905 kamen die ersten Heimtrainer auf den Markt, sie wurden als vernünftiges Weihnachtsgeschenk vermarktet. Beim „Whitley Exerciser" bestand das Gerät aus Zugseilen, die über Rollen geleitet wurden, ähnlich den heutigen Schlingentrainingsgeräten. Frauen sollten mit Hilfe dieses Gerätes in Form bleiben und einen gesunden Teint bekommen. Männern wurde von dem gleichen Produkt stattdessen Muskelaufbau und eine Anregung des Intellekts versprochen. Ab 1910 setzte sich der Schlankheitskult als allgemeiner Trend durch: Die Menschen waren in die Städte gezogen, die Arbeiterklasse begann, Fett anzusetzen. Es wurden zahlreiche Aufklärungsschriften gegen Fettleibigkeit veröffentlicht. So sickerte das Problem des überschüssigen Körperfettes langsam durch die Schichten der Gesellschaft nach unten.

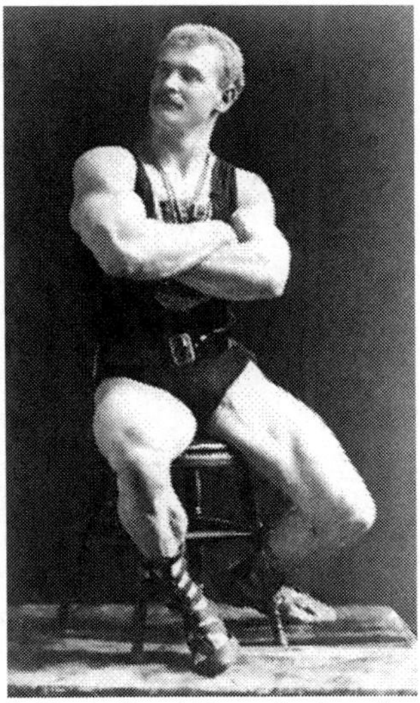

8. Fotografie von Eugen Sandow, dem Vorreiter des Kraftsports

Fasten - schneller geht's nicht

Bereits in der Antike wurde das Fasten praktiziert. Zunächst hatte der Verzicht auf Nahrung einen religiösen oder spirituellen Hintergrund, es ging um Askese, Verzicht und die Tugend der Mäßigung. Im Christentum und im Buddhismus spielte das Fasten eine wichtige Rolle zum Erkenntnisgewinn. Um die Jahrhundertwende gewann der Nahrungsverzicht zahlreiche Anhänger. Man fastete für die Schlankheit, zur Körperpflege und erhoffte sich ein natürliches Verjüngungsmittel. Von den Schulmedizinern wurde das Fasten als lebensgefährlich angesehen: Die Ernährungswissenschaften hatten 1880 bestimmt, dass ein ruhender Erwachsener 2400 Kalorien benötige, 1857 Kalorien waren als minimaler Richtwert für Gefängnisse und Armenhäuser festgelegt worden. Alles darunter betrachtete man als lebensgefährlich. Dem entgegneten die Befürworter des Fastens, dass Hungern bei Krankheit ein natürlicher Instinkt des Menschen sei. Auch sei das Fasten schon seit vielen Jahrtausenden vom Menschen erprobt, es diene der Entgiftung und Reinigung des Körpers. Auch das Übergewicht könne man durch Fastenkuren vermeiden. Der amerikanische Arzt Edward Hooker Dewey (1840-1904) entwickelte das Morgenfasten (Verzicht auf das

Frühstück) und seine Version des Vollfastens (klares Wasser bis zum Hungergefühl, dann essen). Kranke sollten das durch Appetitlosigkeit gegebene natürliche Fasten so lange beibehalten, bis der Körper mit einem natürlichen Hungergefühl signalisiere, dass er bereit für das Essen sei. Fasten wurde als Methode zur Anregung des Stoffwechsels, der Entschlackung, der Reinigung der Körpersäfte sowie der Entgiftung bekannt. Oft wurde das gefährliche Trockenfasten praktiziert, da man davon ausging, dass der Reinigungsprozess im Körper intensiver sei, wenn man zwei Tage wenig trinkt. Das Fasten wurde nach dem Ersten Weltkrieg richtig populär und tauchte in den 1970er-Jahren erneut als beliebte Methode auf.

Trennkost

William Howard Hay (1866-1940) war ein New Yorker Chirurg und Allgemeinmediziner, der im Jahr 1907 das Prinzip der Trennkost entwickelte. Hay litt an einer Nierenerkrankung und an Übergewicht. Mit Hilfe seine Methode wurde er wieder gesund, somit ging er davon aus, eine Heilmethode für alle Menschen gefunden zu haben. Nach Hays Meinung war Übersäuerung die Ursache der menschlichen Zivilisationskrankheiten. Übersäuerung entstand durch die gemeinsame Aufnahme von Eiweiß und Kohlenhydraten. Der amerikanische Arzt behauptete, dass der Körper Kohlenhydrate und Eiweiß nicht gleichzeitig verdauen könne. Gemeinsam würden die beiden Nahrungsbestandteile dick machen. Hülsenfrüchte enthalten Eiweiß und Kohlenhydrate und waren daher in der Trennkost verboten. Außer Hülsenfrüchten durfte alles gegessen werden, man zählte keine Mengen und keine Kalorien. Zwischen den Mahlzeiten mussten bestimmte Zeitabstände eingehalten werden, in denen nichts gegessen wurde. Lebensmittel waren entweder neutral (Gemüse, Salate, einige Obstsorten, Öle, Erdnüsse), gehörten zur Eiweißgruppe (Fisch, Fleisch, Milchprodukte, Tofu, Nüsse) oder zur Gruppe der Kohlenhydrate (Brot, Kuchen, Nudeln, Kartoffeln, Reis, Zucker, Bananen). Die übliche westliche Mischkost verursachte nach Hay eine Übersäurerung des Organismus. Erschöpften die im Körper vorhandenen basischen Reserven, gehe die natürliche Widerstandskraft verloren. Relevant für die säure- oder basenbildenden Eigenschaften eines Lebensmittels sei dessen Einfluss auf den pH-Wert des Urins.

Hay starb im Alter von 73 Jahren an den Folgen eines Verkehrsunfalls. Der Arzt Ludwig Walb (1907-1992) machte Hays Ernährungsgrundsätze in Deutschland bekannt. Von dessen Ehefrau Ilse stammt auch die populäre Bezeichnung „Trennkost“. Dr. Walb leitete eine Klinik in Homberg/Ohm, wo die Hay’sche Trennkost noch bis 2003 praktiziert wurde. Durch seinen Nachfolger, den Arzt Thomas Heintze (geb. 1955) wurde das Ernährungskonzept weiter verbreitet. Die Hay'sche Trennkost findet auch heute noch ihre Anhänger.

Auftritt der Vitamine

Zwischen 1909 und 1941 entdeckte und isolierte man nach und nach die Vitamine und lernte deren Bedeutung im menschlichen Stoffwechsel kennen. Im Jahr 1909 entdeckten Biochemiker das Vitamin A, zwanzig Jahre später konnte der Chemiker Paul Karrer (1889-1971) es aus Lebertran isolieren. Der holländische Arzt Christiaan Eijkman (1858-1930) beobachtete in Japan die Vitaminmangelkrankheit Beri-Beri, die erst auftrat, nachdem man dort die europäischen Reisschälmaschinen eingeführt hatte. Durch den Verzehr des Silberhäutchens konnte man die Krankheit verhindern, so wurde das Vitamin B1 entdeckt. Man führte später die bekannte Buchstabenbezeichnung für die Vitamine ein. Über die Vitaminmangelkrankheiten Skorbut (Vitamin C) und Rachitis (Vitamin D) kam man den nächsten Vitaminen auf die Spur. Bis 1941 konnte man alle Vitamine isolieren, ab 1980 waren alle Vitamine synthetisch herstellbar. Mit der Entdeckung der Vitamine kamen auch die Vitaminpräparate.

Kauen, kauen kauen!

Der amerikanische Ernährungsreformer Horace Fletcher (1849-1919) konnte nach eigenen Angaben durch langes Kauen der Nahrung 25 kg in einem halben Jahr abnehmen. Er empfahl, das Essen immer gut zu kauen: 30 Bissen sollten etwa 2500 mal gekaut werden, das entspricht gut 80 Kaubewegungen pro Bissen. Die ersten Anhänger der Idee fanden sich 1900 in England, dann wanderte die Idee zurück nach Amerika und gewann an Popularität. Zwischen 1904 und 1910 wurde das Kauen in ganz Europa bekannt und beliebt. Alkohol war nach Fletcher erlaubt, sollte aber auch in kleinen Schlucken getrunken und gekaut werden. Da man Ballaststoffe nicht vollständig durch Kauen verflüssigen kann, riet Fletcher dazu, wenig Ballaststoffe aufzunehmen. Horace Fletcher, der von Beruf eigentlich Kunsthändler war, verdiente mit seinen Vortragsreisen zum Thema Kauen viel Geld.

Die Kanzlerkur

Die F.-X.-Mayr-Kur des österreichischen Arztes Franz Xaver Mayer (1875-1965) beinhaltet ebenfalls das gründliche Kauen. Nach der ersten Stufe der Kur, die aus Tee-Wasser-Fasten besteht, wird in der zweiten Stufe Milch mit altbackenen Brötchen gereicht. Jeder Bissen des Brötchens soll 40 mal gekaut werden. In der dritten Stufe gibt es dann milde Schonkost mit viel Obst, Gemüse und Kräutern; wenig Fleisch, Fett und Salz. Die Mayr-Kur gelangte durch den Altbundeskanzler Helmut Kohl zu neuer Popularität, dieser verbrachte in seiner Zeit als Bundeskanzler jedes Jahr um die Osterzeit eine 14-tägige Kur mit dem Kauen trockener Brötchen.

Hormone und Scharlatanerie

Nach der Jahrhundertwende konnte die Medizin die Fettleibigkeit in Zusammenhang mit einem gestörten Stoffwechsel bringen. Man versuchte, die Schilddrüsenfunktion durch Seren zu verstärken. Mit den neuen Erkenntnissen zur Wirkung der Hormone im Körper, der Endokrinologie, fanden die Drüsenextrakte ihren Weg in die Schlankheitskuren. Dicke hatten die Hoffnung, an endogener Fettsucht zu leiden und dies durch die Einnahme von Schlankheitsmitteln kompensieren zu können. Ab 1905 war in Frankreich der Schilddrüsenextrakt Jodhydrin zur Behandlung von Übergewicht erhältlich. Der französische Zeichner und Karikaturist „Gus-Bofa" (Gustave Blanchot, 1883-1968) illustrierte die Jodhydrin-Werbung mit humorvollen und ironischen Zeichnungen der Gefahren, denen Fettleibige ausgesetzt seien: Der Dicke biete beim Duell eine größere Angriffsfläche, als Gefangener von Kannibalen lande er als Erster in der Suppe, der Dicke würde verdächtigt, unter seinem Mantel Schmugglerware zu verbergen. Die fettleibige Person in der Anzeige bedauert jedes Mal, nicht die einmonatige Jodhydrin-Kur gemacht zu haben.

Der deutsche Internist und Diabetologe Carl von Noorden (1858-1944) unterteilte die Fettsucht neu in Mastfettsucht (Faulheit und Überfütterung) und in endogene Fettsucht (Veranlagung, Hormonstörung). Die Überfütterung beruhe oft auf einer Triebstörung, also auf einer fehlerhaften Regulation des Nahrungsbedürfnisses und des Magenhungers. Faulheitsfettsucht bedeute, dass der Mensch sich zu wenig bewege, was auch durch Krankheit erzwungen sein könne. Er erkannte, dass die psychologische Komponente einen Großteil des Erfolges der Sanatorien ausmachte. Von Noorden bevorzugte den Einsatz von Schilddrüsenkuren, obwohl er wusste, dass damit auch Risiken verbunden waren. Er gründete 1895 im Frankfurter Stadtteil Sachsenhausen für Diabetiker die erste Fachklinik Europas und veröffentlichte zahlreiche Publikationen zu den Themen Diät und Diabetes. Carl von Noorden wurde 1902 durch die Entwicklung einer Diät-Haferkur bekannt, die den Blutzuckerspiegel der Diabetiker senken sollte. Diese Haferkur wird auch heute noch bei Diabetes und Übergewicht angewendet. Der lösliche Ballaststoff Beta-Glucan ist für die günstige Wirkung des Hafers auf den Insulinspiegel und den Cholesterinspiegel verantwortlich. Carl von Noorden definierte das Normalgewicht mit einer von ihm entwickelten Formel: Das Normalgewicht in Gramm ist das Produkt aus Körperlänge in Zentimetern multipliziert mit der Zahl 430 (480 als obere Grenze). Nach dieser Formel hat z.B. eine 1,69 m große Person ein Normalgewicht von 72,5 bis 81 kg.

Bis zum Ersten Weltkrieg entstanden zahlreiche Entfettungspräparate, die nicht ungefährlich waren, ja sogar das Leben kosten konnten. Die „Münchner medizinische Wochenschrift“ veröffentlichte 1914 eine Warnung vor mehreren lebensgefährlichen Entfettungsmitteln. Carl von Noorden warf diesen Firmen bösartige Geschäftemacherei vor. Sogar geringe Mengen der Gifte Arsen und Strychnin fand man in solcherlei Produkten, teilweise undeklariert.

Schlaf dich schlank!

Der Berliner Internist Carl Anton Ewald (1845-1915) schilderte 1915 in seiner Publikation „Diät und Diätotherapie“ neben einigen damals gängigen Entfettungsmethoden eine Neuheit auf dem Gebiet der Reduktionskuren. Man solle die Abendmahlzeit einschränken, da der Körper während der Nachtruhe besonders leicht Fett ansetzen würde. Das Motto der Diät war „Schlaf dich schlank!“. Wasserentziehung als Entfettungsmaßnahme hielt Ewald für gefährlich. Eine Entfettungsprozedur solle allmählich und behutsam durchgeführt werden. Er befürwortete die genaue Kalorienberechnung, wobei die Wahl der Lebensmittel dem Patienten überlassen werden solle. Man solle darauf achten, 130 bis 150 Gramm Eiweiß aufzunehmen. Ewald erhöhte somit die Eiweißmenge des Voitschen Kostmaßes von 118 Gramm. Der Berliner Internist stellte in seiner Publikation auch Joghurt- und Kefirprodukte vor, die empfehlenswert seien. Molke, Kefir und Joghurt wurden in den ersten 10 Jahren des neuen Jahrhunderts immer häufiger eingesetzt. Viele Ärzte stuften die im Joghurt enthaltenen Bakterien als gefährlich für die Darmflora ein.

Der Krieg bremst den Diätwahn – für kurze Zeit

Die politische und militärische Lage Europas glich 1914 einem Pulverfass. Die zu Bündnissen zusammengeschlossenen Länder glaubten alle, den vor der Tür stehenden Krieg rasch gewinnen zu können, aber das war ein Irrtum. Es kam zu einem vierjährigen Krieg, der größtenteils in Europa, jedoch auch weltweit ausgetragen wurde und insgesamt etwa 17 Millionen Menschenleben forderte. Der Krieg erzeugte große Not: Eine Blockade gegen die Mittelmächte, zu denen auch Deutschland zählte, führte im sogenannten Steckrübenwinter 1916/17 zu mindestens 700.000 Hungertoten. Gegen Kriegsende starben viele der hunger- und kriegsgeschwächten Menschen an der durch Europa ziehenden Spanischen Grippe. Deutschland musste Gebietsverluste und Einwohnerverluste hinnehmen sowie alle Kolonien abgeben, das Rheinland wurde besetzt. Mit dem Ersten Weltkrieg ging eine Epoche zu Ende, die mit der Französischen Revolution 1789 begonnen hatte und auch „das lange 19. Jahrhundert" oder „das bürgerliche Zeitalter" genannt wurde. Mit Kriegsbeginn endete eine Epoche des optimistischen Fortschrittsglaubens.

Die goldenen und jungenhaften Zwanziger

Der wirtschaftliche Aufschwung in den 1920er-Jahren brachte eine Blütezeit der Kunst, der Kultur, der Wissenschaft – und der Diäten!

Nach dem Ersten Weltkrieg war die männlich wirkende, schlanke Figur der Frau modern, die sogenannten „Garçonne“. Garçon ist das französische Wort für „Junge“, im Deutschen würde das Wort Garçonne quasi „Jüngin“ lauten. Nachdem im Krieg so viele Männer ihr Leben gelassen hatten, schienen die Frauen mit diesem Trend den Verlust optisch ausgleichen zu wollen. Die Propaganda der Alliierten hatte die deutschen Frauen als fett und plump dargestellt. Die Pariser Mode setzte die Trends, der neue Stil des französischen Modeschöpfers Paul Poiret (1879-1944) war bereits populär geworden. Poirets Mode war ohne Korsett tragbar und trotzdem elegant. Nach dem Ersten Weltkrieg wurde Poiret von Coco Chanel (1883-1971) überholt. In den 1920er-Jahren kreierte Chanel das berühmte „kleine Schwarze“, 1923 kam das Parfum Chanel No 5 auf den Markt. Coco Chanel bezeichnete die Mode des Designers Paul Poiret als barbarisch. Die Designerin kürzte die Röcke bis knapp unters Knie und erfand Badeanzüge mit neuer Bewegungsfreiheit. Die Linie der Mode war schlank, die Frau trug dazu eine kinnlange Frisur. Arme durften erstmals entblößt werden. Damenbeine, die jahrhundertelang unter bodenlangen Röcken verschwunden waren, prägten nun das Bild der Frauen in der Öffentlichkeit. Die Frauen der 1920er trugen auch mal Männerhosen, ausdrucksstarke, schwarz geschminkte Augen lagen im Trend. Große Brüste wurden nicht gern gesehen, die Frau drückte ihre Brust deshalb mit Leibgürteln flach. Die Schauspielerin Joan Crawford auf dem Cover dieses Buches repräsentiert den 1926 sehr modernen Flapper-Look. Flapper waren junge, unabhängige Frauen, die rauchten und in Jazzclubs tanzen gingen, sie fuhren Fahrrad und Automobil. Die Mode der Flapper setzte sich in gemäßigter Form auch bei den respektablen, älteren Frauen durch.

Durch den Krieg gab es viele Single-Frauen, die auf der Suche nach einem der wenigen Männer alles für ihre Schönheit taten und damit willige Opfer der wie Pilze aus dem Boden schießenden Werbung für Schlankheitsprodukte aller Art wurden. Die Waage hielt nach dem Ersten Weltkrieg Einzug in die Badezimmer, ab da konnte jede Hausfrau den Erfolg ihrer Diät direkt messen, ohne eine der öffentlichen Münzwaagen zu benutzen oder sich beim Arzt wiegen zu lassen. Um die jungenhafte Wirkung zu unterstützen, begannen viele Frauen zu hungern und sich nach gelegentlichen Heißhungerattacken zu erbrechen. Mit den Diäten kamen die Essstörungen zurück: In den 1920er-Jahren häuften sich Fälle von Magersucht. Ärzte begannen, vor Diäten und Entfettungsmitteln zu warnen. Gleichzeitig kam die Mode- und Kosmetikindustrie in Schwung, mit ihr die Schönheitswettbewerbe, die Mannequins und das Kino. All dies verhalf dem Diätwahn zum Durchbruch, die goldenen Zwanziger waren ein Jahrzehnt der Radikalkuren. Menschen machten Hungerkuren und litten unter Mangelerscheinungen, sie nahmen Appetitzügler ein, die gefährlich waren und abhängig machten. Abführmittel wurden häufig eingenommen, diätetische Lebensmittel waren Kassenschlager. Zwischen leichtem Übergewicht und massiver Fettleibigkeit wurde nicht mehr unterschieden: Alleine schlank war gesund, sonst nichts. Es kamen die Entlastungstage oder Karenztage: Man riet zu Milchtagen, Kartoffeltagen, oder Obst- und Gemüsetagen wie z.B. dem Erdbeeren-Gurken-Tag. Viele Diäten erlaubten nur 500 bis 800 Kalorien täglich, was aus Sicht der damaligen Ärzte viel zu wenig war, um gesund zu bleiben. Ärzte empfahlen für eine Diät 1100 bis 1200 Kalorien.

Firmen verkauften „medizinische Seife", die auf die Fettpolster gerieben wurde und das Fett auflösen sollte. In den 1920er-Jahren wurden viele dieser Seifen verkauft, eine Untersuchung der englischen Regierung ergab, dass die meisten Produkte aus einfacher Seife bestanden, die zum 30-fachen Preis verkauft wurde. Das Geniale an diesem Entfettungsmittel war, das man es lokal anwenden konnte, man wollte so die Problemzonen gezielt wegwaschen. Zahlreiche Wunderpillen versprachen Abhilfe gegen das Körperfett. Diese Pillen enthielten fast immer Jod, um den Schilddrüsenstoffwechsel anzukurbeln. Ergänzt wurde ein Sammelsurium chemischer Substanzen, man schreckte vor nichts zurück. Kleine Mengen Arsen wurden hineingerührt, sogar Strychnin: tödlich, aber in kleinen Mengen anregend. Manchmal wurden die gefährlichen Substanzen nicht einmal deklariert, die Menschen wussten also nicht, was sie einnahmen. Abnehm-Kaugummis kamen in Mode, auch diese enthielten gefährliche Substanzen. Im besten Fall war nur ein Abführmittel enthalten, meist wurden Schilddrüsenextrakte sowie weitere Chemikalien hinzugefügt. Es gab sogar schon ein Abnehmbrot, dieses enthielt neben Gluten (Klebereiweiß des Weizens) meist abführende Substanzen wie Rizinusöl. In Schlankheitsratgebern wurden die Menschen aufgefordert, sich täglich zur gleichen Zeit im selben Kleid zu wiegen. In den goldenen Zwanzigern wurden gezielte Gymnastik-, Tanz- und Sportprogramme entwickelt. Es kamen Hausturnapparate, Zimmerfahrräder und Kraftgeräte auf den Markt. Man konnte Rudergeräte, Laufbänder sowie Schönheitsmaschinen (meist Vibrations- und Massagegeräte) benutzen.

Die Versicherungen waren sehr an dem Zusammenhang zwischen Gewicht, Körpertypus und Gesundheitsrisiko interessiert. Zwischen 1900 und 1920 wurden die ersten Gewichts- und Gesundheitstabellen für die Diagnostik des Übergewichts entwickelt. Man wusste, dass Übergewicht die Lebenserwartung reduzierte und die Anästhesie bei Operationen erschwerte. Ärzte unterschieden die Fettleibigkeit jetzt in Mastfettsucht, Trägheits- und Faulheitsfettsucht sowie Hirnfettsucht. Die Figurformen wurden als Rubenstypus oder Reithosentypus bezeichnet, beide Begriffe sind uns heute noch geläufig. Man suchte nach chirurgischen Lösungen zur Bekämpfung der Fettsucht. Zunächst wurde mit großen Schnitten versucht, das überschüssige Fett chirurgisch zu entfernen. Da die Hygiene in der Medizin noch nicht so weit fortgeschritten war wie heute, kam es bei diesen drastischen Operationen häufig zu Wundheilungsstörungen. Im Schlankheitswahn waren Frauen zu allem bereit. Der Franzose Charles Dujarrier versuchte 1921 als Erster, einer Tänzerin überschüssiges Fett von Knie und Wade zu entfernen. Mit seinen scharfen Kanülen verletzte er die Oberschenkelarterie, was letztendlich in einer Beinamputation endete.

Der kanadische Arzt Frederick Banting (1891-1941) entdeckte zusammen mit seinem Chemiestudenten Charles Best (1899-1978) das Insulin beim Menschen. Kurz zuvor hatte der rumänische Physiologe Nicolae Paulescu (1869-1931) das Insulin beim Hund entdeckt. Frederick Banting ist bis heute der jüngste Medizinnobelpreisträger, er behandelte einen neunjährigen, zuckerkranken Jungen erstmals mit einem Extrakt aus der Bauchspeicheldrüse. Ab 1922 wurde Insulin für Diabetiker aus der Bauchspeicheldrüse von Rindern und Schweinen gewonnen.

Otto Buchinger

Der heute noch bekannte Fastenarzt Otto Buchinger (1878-1966) machte seine erste dreiwöchige Fastenkur 1919 unter Aufsicht des deutschen Arztes Gustav Riedlin (1861-1949), der als Pionier des Heilfastens galt. Buchingers schwere rheumatische Arthritis verschwand und er widmete sich fortan der alternativen Naturheilkunde. 1920 gründete er seine eigene Fastenklinik und publizierte 1935 sein wichtigstes Werk mit dem Titel „Das Heilfasten und seine Hilfsmethoden". Fasten war für Buchinger eine Phase des geistigen Wachstums. Seine Fastenkur wurde mit Entlastungstagen eingeleitet, an diesen Tagen gab es wahlweise Obst, Reis oder Rohkost. Danach durfte der Patient nur noch Obst- und Gemüsesäfte, warme Gemüsebrühe und Kräutertee mit Honig zu sich nehmen. Fastende nannte man häufig ironisch und abwertend „Hungerkünstler". In den 1920er- und 1930er-Jahren wurde viel Fastenliteratur veröffentlicht. Fastenkuren entwickelten sich zunehmend zum schlank machenden Schönheitsmittel. Fasten schien ideal geeignet, schnell an Gewicht zu verlieren – die wenigsten Patienten gingen wegen des geistigen Wachstums zur Fastenkur. In den 1920er- und 1930er-Jahren war das Fasten sehr populär, dies wiederholte sich in den 1970er-Jahren. Neben Gustav Riedlin und Otto Buchinger gab es zahlreiche weitere Begründer der Fastenbewegung in Deutschland, unter anderem Richard Kapferer, Siegfried Möller und Eugen Heun.

Kalorientabellen

Dr. Lulu Hunt Peters (1873-1930) war eine amerikanische Ärztin, die in den 1920er-Jahren sehr bekannt wurde. Dr. Peters hatte ihr Leben lang mit Gewichtsproblemen gekämpft, ihr höchstes je erreichtes Gewicht waren 110 kg. Sie nahm 35 kg ab, indem sie sich an ihre eigenen Diätregeln hielt. Dr. Peters veröffentlichte zunächst einige Zeitungskolumnen und 1918 dann den absoluten Bestseller: „Dieting and Health: with Key to the Calories" (Diät und Gesundheit, mit Kalorienschlüssel). Das Buch verkaufte sich insgesamt zwei Millionen mal, bis 1939 wurden 55 Auflagen gedruckt. Lulu Peters vermarktete ihr Werk vor allem an das weibliche Geschlecht, das Buch enthielt neben zahlreichen Lesermeinungen und Fallberichten viele Schönheitstipps und Tricks zur Bekämpfung von Falten. 1924 veröffentlichte die Ärztin ein weiteres Buch, das sich ausdrücklich an Kinder richtete: „Diet for Children (and Adults) and the Kalorie Kids." Laut Lulu Peters waren zu jener Zeit drei von vier Amerikanern übergewichtig, dabei sei das Dicksein doch eine Sünde. Dr. Peters nahm für sich in Anspruch, den Amerikanern als Erste aufgezeigt zu haben, wie man mit Kalorienzählen schlank wird. Für sie war das Kalorienzählen die ultimative Diätlösung. Obwohl das internationale System der wissenschaftlichen Maßeinheiten ab den 1950er-Jahren das Joule statt der Kalorie verwendete, konnte sich das Joule auf dem Diätmarkt nicht gegen die Kalorie durchsetzen. Die Menschen waren mit der Kalorie vertraut und weigerten sich, umzudenken. Also mussten die Ernährungswissenschaftler ebenfalls die Kalorie verwenden. So zählen wir bis heute Kalorien, bei Lebensmitteln wird der Energiegehalt in Kilojoule und Kilokalorien angegeben.

Rauchen macht schlank

Schon der britische Poet Lord Byron (George Gordon Byron, 1788-1824) versuchte Anfang des 19. Jahrhunderts, sein Idealgewicht zu erreichen, indem er Kautabak statt Essen konsumierte. Lucky Strike Zigaretten wurden in den USA seit 1917 verkauft. 1928 wurde Lucky Strike in den USA als Süßigkeitenersatz beworben: „Reach for a Lucky instead of a sweet". (Nimm eine Lucky-Zigarette anstelle einer Süßigkeit.) Jeder Raucher weiß, dass das Rauchen tatsächlich das Abnehmen erleichtern kann. Umgekehrt nehmen Raucher zu, wenn sie das Rauchen aufgeben möchten. Die Konzerne Philip Morris und American Tobacco mischten laut der Medizinhistorikerin und Journalistin Louise Foxcroft den Zigaretten sogar zusätzlich Appetitzügler bei. Es sollen mehrere Hersteller an solchen Beimischungen geforscht haben. Einige Firmen testeten sogar Amphetamine und Ammoniumnitrat (bildet beim Anzünden Lachgas) als Beigabe zur Zigarette.

Eine ethisch fragwürdige Kinderstudie

Im Jahr 1926 begann die amerikanische Kinderärztin Clara Marie Davis eine Langzeitstudie, die heute aus ethischen Gründen niemals durchgeführt werden könnte. Sie wollte wissen, wie kleine Kinder, die noch nie Kontakt zu fester Nahrung hatten, diese auswählen, wenn sie die Wahl haben. Im ersten Projekt nahmen drei Kinder teil, die das Experiment gut überstanden. Die Kinder wurden von einer Pflegerin auf dem Arm gehalten und hatten Zugang zu 33 kleinen Töpfchen mit verschiedenen Nahrungsmitteln. Die Erwachsenen durften die Wahl der Kinder nicht beeinflussen. Die Versuchsbabys waren die Kinder von unverheirateten Müttern im Teenageralter, sowie von Witwen, die in wirtschaftlichen Schwierigkeiten steckten und ihre Kinder nicht angemessen ernähren konnten. Die zweite Studie dauerte länger und es nahmen mehr Kleinkinder teil. Davis fand heraus, dass alle Kinder ein angemessenes Körpergewicht erreichten und die Knochen gut entwickelt waren. Die Kinder bevorzugten unterschiedliche Lebensmittel, die mit der Zeit variierten, z.B. rohes Rindfleisch während einer Infektionskrankheit. Keines der Kinder wählte eine an Getreide oder Milchprodukten besonders reiche Ernährung. Die Kinder stellten sich jeden Tag ein anderes Menü zusammen. In der Studie wurden nur Nahrungsmittel verwendet, die allgemein als gesund angesehen werden: Fleisch, Fisch, Obst, Gemüse, Milchprodukte und Kohlenhydrate wie Reis oder Kartoffeln. In einem zusammenfassenden Artikel von 2006 fragt sich der Wissenschaftler Stephen Strauss, was wohl passiert wäre, wenn zusätzlich Fast Food, Cola und Süßigkeiten auf dem Tisch der Babys gestanden hätten. Da solche Experimente aus ethischen Gründen äußerst fragwürdig sind, können wir diese Frage auch in Zukunft nicht beantworten.

Die radikale Milchkur

Bernarr MacFadden (1868-1995) war ein einflussreicher amerikanischer Verfechter der „Physical Culture", einer amerikanischen Bewegung, die neben Bodybuilding diverse Gesundheits- und Ernährungsprinzipien propagierte. Die Physical-Culture-Bewegung der USA entstand in der Zeit der industriellen Revolution und war ansatzweise mit der deutschen Lebensreformbewegung vergleichbar. Im Rahmen dieser Bewegung wurden verschiedene Übungen entwickelt, die aus Sport, Tanz, Militärtraining, sowie den griechischen und römischen Athletentrainings entstammten. Man schreibt MacFadden zu, die Gesundheits- und Fitnesswelle in den USA begründet zu haben. MacFadden gründete 1899 das „Physical Culture Magazine", er schrieb er in seinem Leben mehr als 100 Bücher. Auf dem Höhepunkt seiner Karriere besaß MacFadden mehrere Hotels und ein großes New Yorker Gebäude.

Die von ihm publizierte Milchdiät oder das „Milk Menu", bestand aus Rohmilch, etwas Orangensaft und Suppe. Die Milch war manchmal sauer vergoren (Sauermilch). Seine Radikalkur brachte schnellen Gewichtsverlust – wie die anderen Radikalkuren des Jahrzehnts auch. MacFadden schrieb 1923 zu seiner Milchdiät, dass man wirklich nur Milch zu sich näme: Er habe Kunden gehabt, die ihm von Misserfolgen berichtet hatten, bei Nachfrage stellte sich heraus, dass diese die Milch zusammen mit drei Mahlzeiten einnahmen. Das sei keine Diät, sondern „Stopfen", so MacFadden. In den 1930er-Jahren beschrieb ein englischer Arzt, dass unter seinen Patienten Frauen waren, die mit der Milchkur rasch sieben bis acht Kilo verloren, das Gewicht aber ebenso schnell wieder zunahmen. Damals wie heute führten die Radikaldiäten bei den meisten Menschen zu einem Jojo-Effekt.

Abnehmen um jeden Preis?

Die Bandwurm-Diät tauchte in den 1920er-Jahren erstmals auf und basierte auf der falschen Annahme, dass ein Bandwurm bei der Gewichtsabnahme hilft. Die amerikanische Autorin Laura Hillenbrand (geb. 1967) sagt, dass Jockeys in den 1930er- und 1940er-Jahren absichtlich Bandwürmer einnahmen. Die Bandwurm-Diät wurde durch den

Mythos der Maria Callas berühmt, die angeblich eine Kapsel mit Bandwurmeiern mit einem Glas Champagner runtergespült haben sollte. Maria Callas hatte möglicherweise ein Bandwurmproblem, welches sie jedoch nicht absichtlich herbeiführte. Da die Sopranistin gerne rohes Fleisch verspeiste, könnte sie sich so unter Umständen infiziert haben. Die Bandwurmkapsel muss eine Legende sein, da man sich mit einem Bandwurm nur dann infizieren kann, wenn man ein mit Larven befallenes Stück Fleisch oder Fisch isst, das nicht ganz durchgegart wurde. Man verliert durch einen Bandwurm kein Gewicht, dies passiert nur bei extrem hohem Aufkommen der Bandwürmer im Darm. Aber man verliert auf jeden Fall seine Gesundheit: Die Larven des Schweinebandwurms schlüpfen und wandern über die Muskulatur bis zum Gehirn, wo sie zu gefährlichen Entzündungen mit Verkalkungen und Krampfanfällen führen. Ein Bandwurm bringt Kopfschmerzen, erhöhten Hirndruck, neurologische Ausfälle und Hirnhautentzündungen hervor. Der Mythos der Bandwurm-Diät passte perfekt in eine Zeit, wo man im Kampf für die Figur wirklich zu allem bereit war.

Der erste Hollywood-Guru

Sylvia Ulback (1881-1975) war der erste Fitnessguru Hollywoods. Im Jahr 1921 wog sie zunächst noch 71 kg bei 1,52 m Körpergröße und musst mit ansehen, wie ihr Ehemann mit einer schlanken Stenografin flirtete. Sie begann, sich mit Diäten zu beschäftigen und hungerte sich auf 43 kg herunter. „Madame Sylvia", wie sie auch genannt wurde, spezialisierte sich darauf, Filmstars mit Massage, Diät und Training in Form zu bringen. Zwischen 1926 und 1932 war sie als „Sylvia of Hollywood" aktiv. Ihre empfohlene Diät ist heute noch unter den Namen Grapefruit-Diät, Hollywood-Diät oder 18-Tage-Diät bekannt. Angeblich wurde diese Radikalkur den weiblichen Stars regelrecht aufgenötigt, damit diese zu Drehbeginn eine gute Figur machten. Die Hollywood-Diät war eine 600-Kalorien-Radikalkur aus Grapefruit, Orangen, dünne Vollkorntoastbrotscheiben, grünem Gemüse und hartgekochten Eiern. Salz wurde reduziert. Man sollte mit dieser Diät angeblich mehrere Kilogramm pro Woche abnehmen. Die in der Grapefruit und in exotischen Früchten enthaltenen Enzyme sollten die Fettverbrennung ankurbeln.

Sylvia von Hollywood war insbesondere für ihre Massage berühmt: Damals ging man davon aus, dass Massage auch gewichtsreduzierende Effekte habe. Sylvia versprach ihren Kunden, das Fett aus den Poren zu pressen wie Kartoffelbrei aus der Kartoffelpresse. Man munkelte, dass

Sylvia von Hollywood durch ihre Diätempfehlungen einen Tod verursacht habe. Die Karriere der „Madame Sylvia" dauerte nur wenige Jahre, 1932 veröffentlichte sie ein Buch mit dem Titel „Hollywood Undressed", in welchem sie sich über sämtliche Details ausließ, die sie vorher im Rahmen ihrer Karriere erfahren hatte. Danach arbeitete Ulback als Autorin und Journalistin, sie zog sich ab 1939 vollständig aus der Öffentlichkeit zurück und lebte bis zu ihrem Tod im Jahr 1975 ohne den Glamour von Hollywood.

Der Schlankheitswahn findet ein vorläufiges Ende

In Amerika endete der Diätwahn vorläufig mit dem Beginn der „Great Depression" der großen Wirtschaftskrise, die am 24. Oktober 1929 mit dem schwarzen Donnerstag und dem Einbrechen der Börsenkurse begann. Die Durchschnittslöhne fielen um 60%, die Zeit des Überflusses war vorbei – und damit auch das Problem des Übergewichts. Zwar wurde von zahlreichen Ärzten weiter über das Thema publiziert, jedoch konnten sich große Teile der Bevölkerung immer weniger leisten, schon gar keine teuren Diätpillen und -methoden.

Die „Dynamit-Diät"

Ein Produkt machte in den 1930er-Jahren in Amerika noch von sich reden, und zwar eine Pille mit dem Sprengstoff Dinitrophenol. Im Ersten Weltkrieg beobachtete man in Frankreich das Phänomen, dass die französischen Arbeiter der Sprengstofffabriken schnell an Gewicht verloren. Den Arbeitern schmolz das Fett praktisch von den Knochen und sie litten unter Schwindelanfällen, Schweißausbrüchen und Kopfschmerzen. Man fand heraus, dass das in den Sprengstofffabriken zum Herstellen der Munition eingesetzte 2,4-Dinitrophol (DNP) der Grund für die Gewichtsabnahme der Arbeiter war. Die Franzosen mischten DNP mit TNT zur Herstellung ihrer Artilleriegranaten.

Es kam, wie es kommen musste: In den 1930er-Jahren wurde DNP in den USA als Diätpille verkauft. Schon die winzige Menge von drei bis fünf Milligramm pro Kilogramm Körpergewicht lassen den Grundumsatz des Menschen um 50% steigen: Dinitrophenol schaltet den menschlichen Stoffwechsel quasi auf Durchzug, es wird Wärme gebildet, vergleichbar mit einem Auto, dessen Benzin man im Stand bei Vollgas verheizt. Ab 1938 durfte das Mittel in den USA nicht mehr eingesetzt werden, die amerikanischen Gesundheitsbehörden entzogen die Zulassung. DNP ist hochtoxisch, es führt unter anderem zu Blutdruckabfall, Herzrasen, plötzlichem Herztod, Hirnödemen, Koma und

Erbrechen. Trotz aller Warnungen sind auch heute Menschen bereit, mit DNP ihr Leben zu riskieren: Die Chemikalie wird manchmal illegal verwendet, z.B. von Bodybuildern, die schnell Fett verlieren möchten. Einige Bodybuilder sind nach der Einnahme von Dinitrophenol gestorben. Im Jahr 2006 verstarb eine 19-jährige Frau im Krankenhaus, nachdem sie illegal im Internet bestellte DNP-Pillen geschluckt hatte.

Vollkorn und brauner Zucker

Noch heute glauben wir, dass brauner Zucker gesünder sei als weißer Zucker, dabei wollten die Nationalsozialisten lediglich die wertvolle Zuckerrübe als Viehfutter verwenden, statt unter hohen Abfällen den teuren, weißen Zucker zu produzieren. Die Nazis machten auch das Vollkornbrot populär.

In Europa wurde zu Beginn der 1930er-Jahre zunächst weiter abgespeckt. Fitnessmaschinen kamen aus der Mode, man interessierte sich jetzt für Gymnastik, Ausdruckstanz und das „Klappsche Kriechen“: Rudolf Klapp (1873-1949) wollte Skoliose und Rückenverkrümmungen heilen, indem er ab 1905 die Menschen im Vierfüßlerstand durchs Haus kriechen ließ. Erneut kam die Idee auf, dass sich in unserem Körper Schädliches sammelt. Besonders der Darm stand unter Verdacht. Otto Buchinger, der bekannte Fastenarzt, machte den Begriff der Schlacken wieder populär, welcher ja schon von den Ernährungsreformern gerne verwendet worden war. Buchinger war der Ansicht, dass der Darm wie ein Ofenrohr von Zeit zu Zeit gründlich von Schlacken gereinigt werden müsse.

Im Jahr 1934 wurden in Amerika Tierversuche mit Kalorienrestriktion durchgeführt, deren Ergebnisse heute noch als Argumente für eine kalorienarme Lebensweise auftauchen. Man reduzierte das Tierfutter mit dem Ziel, dadurch das Leben der Tiere zu verlängern. Schon der Italiener Luigi Cornaro (1467-1565) aß gerade so viel, wie zum Leben seiner Ansicht nach notwendig war. Er schrieb sein hohes Alter seiner Ernährungsweise zu. Die Amerikanerin Lulu Hunt Peters hatte das Kalorienzählen in den 1920er-Jahren bereits populär gemacht. Neuen Aufwind bekam die Kalorie durch die Fütterungsexperimente des US-Biochemikers Clive Maine McCai (1898-1967). Er beschrieb den lebensverlängernden Effekt der Kalorienrestriktion erstmals im Jahr 1934. McCai hatte an der Universität Cornell Ratten mit einem Drittel weniger Futter gefüttert als üblich und verlängerte so deren Leben um 50%. Man glaubte jetzt, mit der Kalorienrestriktion ein Mittel zu haben, um Übergewicht zu reduzieren und gleichzeitig das Leben zu verlängern. Diese These hält sich hartnäckig bis heute. Mittlerweile wissen wir, dass das Prinzip der Kalorienrestriktion nicht bei jedem Tier funktioniert, es hängt bei Mäusen z.B. von der Rasse ab, ob Diät das Leben verlängert oder nicht. Dies hat man 2009 erstmals erkannt. Beim Rhesusaffen, der näher mit dem Menschen verwandt ist als die Ratte, erhält man widersprüchliche Forschungsergebnisse. Seit dem Jahr 2007 sind Studienergebnisse bekannt, die besagen, dass Menschen mit leichtem Übergewicht in unserer Gesellschaft die höchste Lebenserwartung haben. Das sogenannte „Obesity Paradox“ (Paradox der Fettleibigkeit) passt nicht in die Welt der Kalorienrestriktion, wie sie heute noch gerne praktiziert wird, unter anderem im schönheitsbewussten Kalifornien.

In Deutschland veränderte die PR der Nazis die Situation der Diätindustrie, mit dem Eintritt des Zweiten Weltkrieges war das Thema Diät dann endgültig vom Tisch. In der Lebensreformbewegung hatte es zahlreiche Befürworter der vollkornbasierten Ernährung gegeben. Dieser Mode folgten damals nur wenige, gebildete Menschen. Mit dem Beginn der Nazizeit wurde Vollkorn bekannt. Die NSDAP strebte das 1000-jährige deutsche Reich an und hatte zum Ziel, die Grenzen Deutschlands durch Krieg zu erweitern. Für die Kriegsplanung musste zunächst das Problem gelöst werden, wie das in der Heimat verbleibende Volk ernährt werden könne, wenn wichtige Arbeitskräfte an die Front abgezogen würden. Ziel war es, die Gesundheit des „Volkskörpers“ zu erhalten. 1939 wurde der Reichsvollkornbrotausschuss gegründet. Die Bäckereien sollten dazu gebracht werden, vor allem Vollkornbrot herzustellen statt Brot aus Auszugsmehl. Dazu wurden gezielt jene Ärzte gefördert, die das predigten, was der NSDAP für ihre Pläne nutzte. Werner Kollath (1892-1970) war ein deutscher Bakteriologe, Hygieniker und Ernährungswissenschaftler – und ein Nazi. Er teilte die Lebensmittel in sechs Wertstufen ein, je geringer der Grad der Verarbeitung, desto höher die Wertigkeit. Kollath erfand einen Frischkornbrei aus gemahlenen Weizen- oder Roggenkörnern, die über Nacht in Wasser einweichten und morgens mit Milch oder Obst gegessen wurden. Das „Kollath-Frühstück“ wurde 1941 erfunden und im Folgejahr in einer Kuranstalt erprobt.

Die Nationalsozialisten stuften das Werk des deutschen Arztes Kollath als kriegswichtig ein. Noch während des Krieges wurde die zweite Auflage seines Buches gedruckt. Die NSDAP wollte die Mahlabfälle im Mehl belassen, um die Ertragsmenge zu steigern. Der Bevölkerung wurden daher die Vorzüge der Vollkornernährung schmackhaft gemacht. Zucker wurde bekämpft, denn dieser musste energieaufwändig unter hohen Abfallmengen hergestellt werden. Die Zuckerrübe war ein wertvolles Tierfutter, das nicht unnötig in der Zuckerproduktion verschwendet werden sollte. Das Halbfertigprodukt Melasse wurde als Süßungsmittel für Speisen und Backwaren von der NSDAP gerade so geduldet, der künstliche Süßstoff Saccharin als Ersatz für Zucker angepriesen. Während Maximilian Bircher-Benner mit seiner Sonnenlichttheorie noch von den Ärzten erbittert bekämpft worden war, schaffte Kollath mit seiner Vollwerttheorie den Sprung von der esoterisch anmutenden Reformbewegung in die anerkannten Ernährungswissenschaften, nicht zuletzt aufgrund seiner politischen Gesinnung.

Kollath war im Nationalsozialismus sehr aktiv, er war NSDAP-Mitglied und förderndes Mitglied der SS. Der Mediziner hielt Vorlesungen über Rassenhygiene und wurde 1937 Dekan einer medizinischen Fakultät. Die Sterilisationsgesetze des Nationalsozialismus bezeichnete er in seinem Hygiene-Lehrbuch als „eine höhere Form der Humanität". Sein 1942 publiziertes Buch „Die Ordnung unserer Nahrung" war ein für den nationalsozialistischen Staat wichtiges Werk. Die Vollwerternährung wurde durch die Nazi-Propaganda von einer Bewegung weniger Menschen zu einer Massenbewegung. Nach dem Krieg erschien Kollaths Hygiene-Lehrbuch erneut, er tauschte Goebbels gegen Goethe und entfernte die Passagen zur Zwangssterilisation. Sein Buch „Die Ordnung unserer Nahrung" erschien im Jahr 2005 in der 17. Auflage.

Durch den Nationalsozialismus änderte sich das offizielle Schönheitsideal: Frauen mussten groß, blond und blauäugig sein, sie wurden zunächst auf Gebärfähigkeit und Mutterschaft reduziert. Ein hoher, zusammengehaltener Busen und eine hoch angesetzte Rundung unterhalb der Taille war gewünscht. Glockenröcke kamen auf, die neue Mode der 1930er-Jahre war weicher als die Mode der jungenhaften Zwanziger. Modefotografie diente jetzt Propagandazwecken. Hitler umgab sich mit schicken und schönen Frauen. Für den Nationalsozialismus war die E inheitskleidung wichtig, Uniforen waren symmetrisch und geadlinig, dies sollte Ordnung ymbolisieren und das galt auch ür die Uniformen der jungen rauen im „Bund deutscher Mäel". In der Nazizeit wurden die eu entdeckten Vitamine im ahmen von Vitamin-Aktionen n Kinder, Mütter, Schwerstareiter und Soldaten gegeben, um en „Volkskörper" zu stärken. eit jener Zeit ist das Thema der itamine und die stete Angst vor inem drohenden Vi-taminmanel fest in den Köpfen der Menchen verankert.

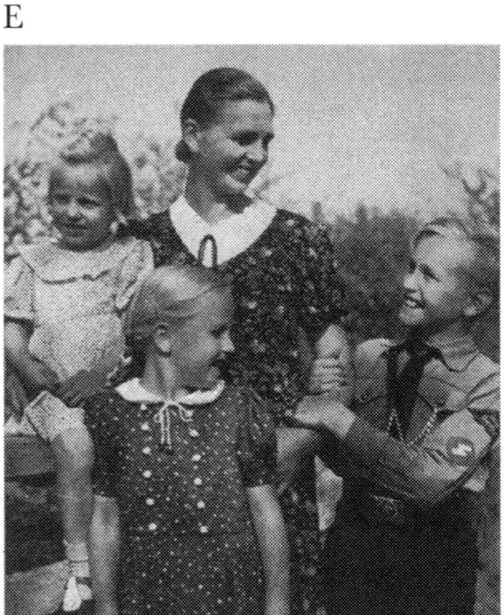

g9. *Mutter mit Kindern, Abbildung aus einem*
s *Leitheft der SS (1943)*

Ab Mitte der 1930er wurde die Frau als Arbeitskraft gebraucht, als überlebenswichtige Stütze an der Heimatfront. Ernährungswissenschaftler arbeiteten an Konzepten für die Versorgung der Kriegs- und Nachkriegsbevölkerung, man entwickelte eine möglichst sinnvolle Rationierung von Lebensmitteln. Im Krieg wurden neben Nahrungsmittelkarten auch Insulinbezugskarten für die Diabetiker ausgegeben. Die Deutschen verloren im Krieg nur kontrolliert und langsam an Gewicht, da das Rationierungssystem wissenschaftlich optimiert war und man gleichzeitig Zwangsarbeiter kalkuliert unterversorgte und besetzte Gebiete ausplünderte. Bis 1940 verloren die Deutschen im Schnitt 1,5 bis 2 kg Gewicht. Nach dem Zweiten Weltkrieg hatten die Deutschen zehn Prozent ihres Gewichtes verloren, 1947 durchschritt die Entwicklung den Tiefpunkt. Die entbehrungsreichen Zeiten hatten sich tief in das kollektive Gedächtnis der Bevölkerung eingegraben.

Eine Diät gegen Multiple Sklerose

Der westfälische Landarzt Joseph Evers beschrieb um das Jahr 1940 die nach ihm benannte Evers-Diät. Er beobachtete, dass bei seinen Patienten die ernährungsbedingten Stoffwechselerkrankungen immer häufiger wurden. Aus seiner Sicht war die Denaturierung der Lebensmittel an dieser Veränderung schuld. Seine Diät sollte Fettsucht, Gicht, Karies, Verstopfung, Krebs, Kreislauferkrankungen sowie insbesondere Multiple Sklerose heilen können. Evers verglich die Zähne des Menschen mit denen der Schimpansen und schloss daraus, dass der Mensch ein Früchte- und Wurzelesser sei. Fleisch könne nicht die Nahrung des Menschen sein, denn das rohe Produkt erzeuge Widerwillen. Nahrungsmittel sollten so verzehrt werden, wie die Natur sie anböte. Seine Diät wurde unterteilt in Vorschriften für die Kranken und die Geheilten bzw. Gesunden. Erlaubt waren Obst, Nüsse, Wurzeln wie Möhren, Kohlrabi und Sellerie; rohe Milch und Käse, Butter, Haferflocken, Vollkornbrei, rohes Ei, Bienenhonig und Wasser. Gekochte Speisen, Kartoffeln und industriell hergestellte Nahrungsmittel wurden von dem Landarzt verboten. Man sollte sich viel an der frischen Luft aufhalten und sich soviel bewegen, dass man sich wohlfühle. Die Evers-Diät ist heute noch bekannt als Ernährungsform bei Multipler Sklerose, es gibt jedoch keine wissenschaftlichen Nachweise für die Wirksamkeit dieser Kostform bei auf den Krankheitsverlauf.

Nach dem Krieg

Nach dem Zweiten Weltkrieg interessierten sich nur wenige Deutsche für Ernährungsphilosophien, erst recht nicht für Diät, zunächst waren alle froh, wenn genug zu essen auf dem Tisch stand. Es überwog der Wunsch, den Mangel der Kriegszeit auszugleichen. Im Jahr 1953 erreichten die Deutschen ihr Vorkriegsgewicht wieder. In England waren Lebensmittel noch bis 1954 rationiert.

Im Jahr 1946 gründeten die beiden Brüder Ben und Joe Weider den ersten Bodybuildingverband in Montreal. Es ging bei den Regeln des Verbandes alleine um die Ästethik, Kraft spielte keine Rolle. So entwickelte sich das Bodybuilding von der Zurschaustellung großer körperlicher Kräfte hin zur Kunst am Körper. Die Firma Weider stellt heute noch viele Supplemente für Bodybuilder her. Die heutigen Körperanalysewaagen, die eine Bestimmung des Fettanteils ermöglichen, wurden im Jahr 1939 entwickelt. Zwei amerikanische Ingenieure nutzten die elektrischen Widerstände des Körpers für die Messung aus. Mit der späteren Verbreitung dieser Messmethode wurde neben dem Gewicht auch der prozentuale Fettanteil des Körpers relevant.

Die Fresswelle kommt

Die entbehrungsreichen Zeiten noch fest im Gedächtnis verhaftet, futterten sich die Deutschen in den 1950er-Jahren durch das Wirtschaftswunder. Endlich stand wieder genug Essen auf dem Tisch, die Fresswelle rollte durch das Land.

Die Mode begann in den Fünfzigern zunächst verhalten, die Menschen hatten noch wenig Geld. Mit dem Wirtschaftswunder wurde die Mode dann bunt und verspielt. Das Kino war eine beliebte Freizeitbeschäftigung, so kamen die Menschen mit den Hollywood-Stars in Berührung. In dieser Zeit wurden die „Sweater Girls“ populär, so bezeichnete man US-Schauspielerinnen, die oft dünne und eng geschnittene Pullover („sweater“) trugen, welche die recht üppige Oberweite optimal in Szene setzten. Dieser Effekt wurde durch speziell geformte BHs verstärkt, deren Körbchen nach vorne hin spitz zuliefen. In den 40er- und 50er-Jahren waren Sanduhrfiguren in Mode. Unter langen, weiten und taillenbetonten Röcken trugen die Frauen Petticoats. Die Taille wurde mit Gürteln und engen Röcken betont, kleine Speckröllchen waren kein Problem. Elizabeth Taylor und Marilyn Monroe waren typische Vertreterinnen dieser Zeit. Monroe war das Sexsymbol des Jahrzehnts, sie hatte die berühmten Maß 90-60-90 bei einer Größe von 1,66 m. Nach heutigen Maßstäben bekäme sie keinen Auftrag als Model – zu klein und zu dick!

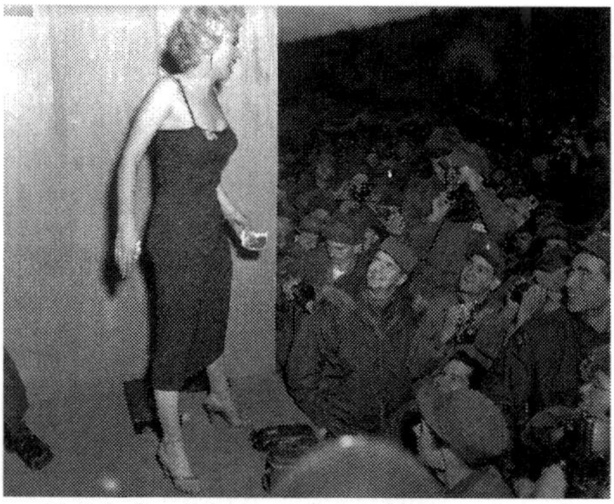

10. Marilyn Monroe auf einer Konzerttournee für Soldaten der USA (1954)

Wer es sich leisten konnte, besuchte der Gesundheit zuliebe die zahlreichen Kurorte mit den Schroth- und Trinkkuren, die es nach wie vor gab. Man diskutierte über die Diäten der Lebensreformer, dabei ging es in erster Linie um die Gesundheit, nicht um Schlankheit. Die Deutschen speisten reichlich und erhöhten in den 1950er-Jahren das mittlere Körpergewicht um gute 15 Prozent. Gegen Ende des Jahrzehnts gab es etwa fünf Prozent fettleibige Menschen. Dann kam der Hula-Hoop-Reifen, und immer mehr Menschen versuchten, den Reifen um die (jetzt etwas runderen) Hüften kreisen zu lassen. 1953 wurde die Deutsche Gesellschaft für Ernährung (DGE) gegründet. Sie führte den

Begriff der vollwertigen Ernährung ein, Fleischkonsum wurde in Maßen empfohlen. Die Ernährungsregeln der DGE wurden seitdem mehrfach überarbeitet und verändert. Nachdem das erste McDonald's-Restaurant bereits 1940 in Kalifornien eröffnet hatte, erreicht die Fast-Food-Kette in den 1950er-Jahren in Amerika erste Popularität.

Es gab zu dieser Zeit nur wenige extrem fettleibige Menschen, denen mit üblichen Maßnahmen nicht zu helfen war. Im Jahr 1954 wurde der erste Eingriff der Adipositaschirugie durchgeführt, ein sogenannter „Dünndarmshunt". Man legte operativ einen Großteil des Dünndarms still, genau der Bereich, in dem das vom Magen vorverdaute Essen in den Körper aufgenommen wird. Der erste Patient überstand den Eingriff problemlos, hatte jedoch hinterher Probleme mit der Aufnahme von Elektrolyten, Eisen und Vitaminen. Die ausgeschalteten Darmschlingen wurden nicht mehr von Essen durchwandert und begannen, sich mit Bakterien zu besiedeln. Bei vielen Patienten musste diese Operation rückgängig gemacht werden, einige kamen mit dem Operationsergebnis gut zurecht.

Maria Callas im Kampf gegen das Fett

Im Alter von 30 Jahren wog die in New York geborene Sopranistin Maria Callas (1923-1977) 108 Kilo. Sie liebte große Mengen Pasta mit Sauce sowie Käse, Fleisch und Süßigkeiten. Heißhunger war ein häufiger Begleiter. Callas litt unter ihrer Figur, mit der sie nur unförmige Kleidung tragen konnte. Bis heute hält sich der Mythos, dass Maria Callas gegen ihr Übergewicht eine Kapsel mit Bandwurmeiern mit einem Glas Champagner hinuntergespült haben soll. Die Callas hatte dieses Gerücht nie dementiert. Man vermutet, dass die Sängerin tatsächlich zeitweilig an einer Bandwurmerkrankung litt, diese aber nicht absichtlich herbeigeführt hatte. Schließlich schaffte es Maria Callas 1953, in einem Jahr 40 Kilogramm abzunehmen. Nach Aussage ihrer Schwägerin nahm die Sängerin sehr hohe Dosen eines getrockneten Schilddrüsenextraktes ein, sowie weitere Hormone, die den Stoffwechsel beschleunigen sollten. Sogar Jod ließ sie sich direkt in die Schilddrüse spritzen. Die Kur fand in Begleitung eines Schweizer Arztes statt. Die Haushälterin der Maria Callas berichtete von den Gewohnheiten der Diva: Um vor einem Auftritt Kraft zu gewinnen, aß die Sopranistin rohes Fleisch oder rohe Leber, beides wurde mit einigen Tropfen Öl zu Brei zerstampft. Sie löste das Problem ihrer Gier, indem sie mit einem Löffelchen von den Tellern ihrer Gäste und ihres Personals kleine Portionen probierte. Maria Callas sammelte wie besessen

Kochrezepte, ihre Lieblingsrezepte gab sie an die Köche in den Häusern, wo sie oft zu Gast war. Ihre gute Figur und ihr Image wollte sie unter allen Umständen bewahren. Maria Callas wurde nur 53 Jahre alt, sie starb an Herzversagen.

Low-Carb für die Gesundheit

Der österreichische Arzt Wolfgang Lutz (1913-2010) entwickelte in den 1950er-Jahren die nach ihm benannte Lutz-Diät. Seine Version einer Low-Carb-Diät diente nicht in erster Linie der Gewichtsabnahme, sondern sollte das körperliche Wohlbefinden steigern. Er empfahl, nicht mehr als sechs Broteinheiten (BE) an Kohlenhydraten aufzunehmen, das entspricht 72 Gramm. In seinem Buch „Leben ohne Brot“ erläuterte er im Jahr 1967 ausführlich, weshalb mehr Kohlenhydrate schädlich seien: Der Mensch habe als Jäger und Sammler überwiegend Fleisch verzehrt. Nach seiner Theorie war die Hormonlage im Körper für das Gewicht verantwortlich, nicht so sehr die Differenz zwischen aufgenommenen und verbrannten Kalorien. Mit seiner Methode griff der Arzt 50 Jahre in die Zukunft.

Die ersten „Super Foods“ kommen

Der amerikanische Ernährungsberater und Autor Gayelord Hauser (1895-1984) war ein in den 1950er-Jahren bekannter Verfechter einer natürlichen Ernährungsweise. Hausser litt in den 1930er-Jahren an Tuberkulose, die damals ohne Antibiotika nur schwer heilbar war. Mehrere Operationen brachten keine Besserung. Nachdem die Ärzte seinen Fall als hoffnungslos bezeichnet hatten, suchte er einen Naturheiler auf. Dieser behandelte ihn mit warmen Bädern, Fangopackungen und verschiedenen Kräutern. Als sich Hausser etwas erholt hatte, ging er zur weiteren Therapie in die Schweiz, wo er von einem Mönch mit einer Diät auf Basis von Salat, Fruchtsaft, Kräutern und vegetarischen Brühen behandelt wurde. Nach wenigen Wochen war die Tuberkulose verschwunden. Wie so oft propagierte Hausser dann die Ernährung, die ihm Heilung gebracht hatte. Er empfahl fünf Nährstoffkonzentrate als „Wonder Foods“ (heute würde man diese „Super Foods“ nennen): Joghurt, Magermilchpulver, Weizenkeime, Bierhefe und insbesondere schwarze Melasse. Stärke, Gluten (Weizenklebereiweiß), Zucker sowie zu viel Fleisch sollte man meiden. Hausser wurde unter den Hollywood-Stars bekannt, Marlene Dietrich, Greta Garbo und Grace Kelly ließen sich von ihm beraten. Im Jahr 1974 brachte er ein Buch mit dem Titel „Gayelord Haussers neue Geheimnis-Schatzkammer“ heraus, das in 12 Sprachen übersetzt wurde und sich zum Bestseller entwickelte. Natürlich wurde der Amerikaner von den amerikanischen Zucker- und Mehl-Lobbys kritisiert. 1967 bekam Hausser Ärger mit den amerikanischen Behörden, da er sein eigenes Melasse-Produkt bewarb, indem er den Menschen eine fünfjährige Lebensverlängerung versprach. In den 1970er-Jahren wendete sich das Blatt wieder zu seinen Gunsten, denn die wissenschaftliche Forschung konnte einige seiner damals sehr fortschrittlichen Behauptungen belegen. Hausser begründete die Bewegung hin zu natürlicher Nahrung in den USA.

Wissenschaft

Nachdem die Eiweiße und ihre verschiedenartige Zusammensetzung den Chemiker Justus von Liebig und seine wissenschaftlichen Nachfolger noch sehr verwirrt hatten, wurde 1958 die Struktur des für die Diabetiker so wichtigen Insulins aufgeklärt. Der Wissenschaftler Frederick Sanger (geb. 1918) aus Großbritannien erhielt dafür den Nobelpreis. Neben wichtigen Themen beschäftigten sich die Wissenschaften in den Fünfzigern auch mit Unsinn: Wissenschaftler der amerikanischen Brown-University stellten 1959 einem Elektronengehirn (so nannte man damals Computer) die Frage: Wie viel Geld müsste eine Person für Essen ausgeben, wenn man nur wissenschaftliche Kriterien berücksichtigt? Die ausreichende Diät, die das von den Wissenschaftlern definierte Minimum an Eiweiß, Kalk, Phosphor, Eisen und fünf Vitaminen enthielt, kostete täglich 21 Cents (85 Pfennig). Lediglich vier Nahrungsmittel waren enthalten: Schmalz, Rindsleber, Orangensaft und Sojabohnenmehl. Die Journalisten in den USA und in Deutschland waren sich einig, dass diese Diät ungenießbar sei. Trotzdem spiegelt sie die damalige Sichtweise wieder: Man glaubte, durch die jetzt vorhandenen Kenntnisse alle wichtigen Nahrungsbestandteile zu kennen.

Die Raupe Nimmersatt

Der Krieg war noch nicht verdaut, man futterte sich in den Sechzigern ordentlich raus. Der Mensch eroberte den Weltraum, doch beim Thema Übergewicht zeichnete sich keine nachhaltige Lösung ab. Der Anstieg der Fettleibigkeit war höher als in allen Jahrzehnten davor und danach. Die Essgewohnheiten standen im Widerspruch zu dem spindeldürren Schönheitsideal, das Twiggy repräsentierte.

Nachdem man in den Fünfzigern bereits fleißig gespeist hatte, überschwemmte in den 1960er-Jahren eine Fettwelle die Deutschen in Ost und West: In diesem Jahrzehnt verdreifachte sich der Anteil der Fettleibigen. Die DDR begann früher als die Bundesrepublik damit, Initiativen gegen das Übergewicht einzuführen. Man reagierte auf die schwerwiegende Entwicklung, indem Anfang der 1960er-Jahre die „10-Pfund-Kampagne“ ins Leben gerufen wurde.

Die Ernährung in Ost- und Westdeutschland unterschied sich durch die Verfügbarkeit von Nahrungsmitteln sowie durch kulturelle Unterschiede. Im Osten gab es weniger Obst und Gemüse, bzw. dieses war nur zu bestimmten Zeiten verfügbar, beispielsweise gab es gute Orangen hauptsächlich zur Weihnachtszeit. In der DDR wurde mehr Alkohol getrunken als im Westen, Schnäpse mit Namen wie Goldbrand, Blauer Würger oder Samba waren beliebt und auch immer verfügbar. Während die DDR-Bürger 1955 noch 4,4 Liter Schnaps und Likör pro Kopf und Jahr tranken, lag der Verbrauch 1988 bei 16,1 Liter. Alkohol war Tauschmittel und Gastgeschenk, der Konsum wurde von der Regierung toleriert.

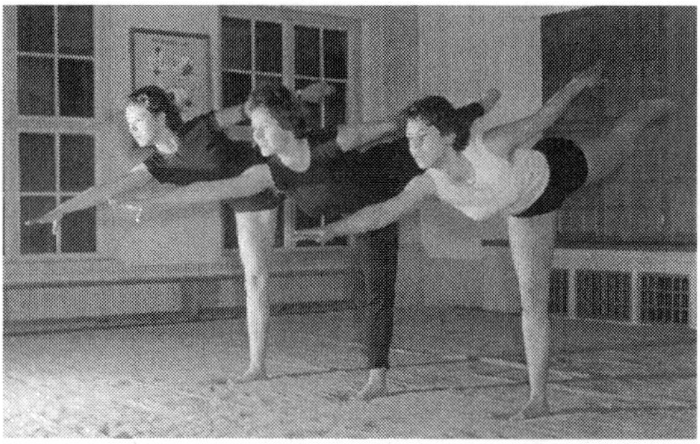

11. Vorführung von Studenten der Deutschen Hochschule für Körperkultur (DHfK) in Leipzig zum Deutschen Turn- und Sportfest (1956)

Zu den Mythen des Ostens gehört die Existenz der Wodka-Bockwurst-Diät: Morgens ein kleines Glas Wodka, mittags ein großes Glas Wodka und eine Bockwurst, abends wieder ein kleines Glas Wodka. Auch wenn diese Diät sicher nicht die Standardmethode des DDR-Bürgers zum Abnehmen war, so passt der Mythos zu den Vorlieben für Schnäpse und (neben Broilern) Bockwürstchen. Auch in Westdeutschland wurde der Zeiger der Waage zunehmend belastet. In den 1950er-Jahren hatten die weiblichen Schönheitsikonen lockige Löwenmähnen und viel Busen, Po, Mund und Hüfte. Dann kam Twiggy (Lesley Lawson, geb. 1949), dünn und kindlich, gerade als der Minirock erfunden wurde. Die Knie wurden dem Blick freigegeben, Lockenwickler gehörte der Vergangenheit an. Während Mannequins vorher 65 kg wogen, brachte Twiggy nur noch 41 kg auf die Waage, war aber gleichzeitig 6 cm größer als Marilyn Monroe. Wo die Monroe die berühmten Maße 90-60-90 hatte, wirkte Twiggy mit 78-55-80 im Vergleich zerbrechlich. Twiggy heißt auf Deutsch „wie ein dünner Zweig". Ihr androgynes Aussehen mit großen Augen, langen Wimpern und kurzen Haaren brachte sie auf die Cover der Vogue und anderer Glamour-Magazine. Twiggy wurde zum Gesicht der 1960er-Jahre, der „Swinging Sixties". Nach der Modelkarriere arbeitete Lesley Lawson als Sängerin, Schauspielerin und Moderatorin.

In diesem Jahrzehnt machte eine Amerikanerin von sich reden, die die bislang längste Hungerkur in Begleitung eines Arztes durchzog, quasi als Vorbotin für in den Siebzigern erneut aufkommenden Radikaldiäten. Die Frau reduzierte im Jahr 1963 ihr Gewicht von 142 auf 90 kg. 117 Tage lang nahm die Hausfrau keine Nahrung zu sich, sie lebte von klarem Wasser und Vitaminspritzen. Damit hatte sie unter der Aufsicht ihres Arztes einen zweifelhaften Weltrekord gebrochen. Zuvor hielt ein Ire diesen Rekord, er war 1920 in einem britischen Gefängnis in Hungerstreik getreten und starb nach 74 Tagen.

Der Ernährungswissenschaftler Dr. Jean Mayer (1920-1993) von der Harvard Universität riet 1963 dazu, statt anstrengender Diätübungen zur Abmagerung einen Schütteltanz („the frug") zu tanzen. Man sollte sich dabei wie ein Frosch („the frog"), ein Schwimmer („the swim"), ein Affe („the monkey"), ein Hund („the dog"), ein Schüttler („the shake") oder wie bei einem Muskelkrampf („the jerk") bewegen. Täglich eine halbe Stunde schütteln nach der Schallplatte würde genügen, man verbrauche beim Schütteltanz 300 bis 400 Kalorien pro Stunde.

Erinnern Sie sich noch an die Alkohol-Diät von Wilhelm dem Eroberer (1027-1087), der wegen seines Gewichtes sein Pferd nicht mehr besteigen konnte? Der Amerikaner Gardener Jameson griff die Methode im Jahr 1964 auf und veröffentlichte sie als Buch: „The Drinking Man's Diet: How to Lose Weight with a Minimum of Willpower" (Die Diät des trinkenden Mannes: Wie man mit einem Minimum an Willenskraft abnimmt). Sein Buch wurde ein Bestseller, es verkaufte sich 2,4 Millionen mal und wurde in 13 Sprachen übersetzt. Sie können das Buch in einer englischsprachigen Auflage von 2003 heute noch erwerben.

1965 wurde der populärste internationale Wettkampf für Bodybuilder ins Leben gerufen, der Mr. Olympia. Der Sieg gilt als die höchste Auszeichnung im professionellen Bodybuilding. In den 80er-Jahren motivierte der Wettbewerbsgewinner Arnold Schwarzenegger die deutschen Männer zum Besuch der Muckibuden.

Die zahnfreundliche Schnitzer-Kost

Johann Georg Schnitzer (geb. 1930) ist Zahnarzt, Buchautor und Erfinder der Schnitzer-Getreidemühle. Er entwickelte 1963 die Schnitzer-Kost, die er aus den jahrzehntelangen Beobachtungen des Zahnzustandes seiner Patienten ableitete. Schnitzer empfiehlt bis heute seine Rohkost-Diät aus Getreide, Hülsenfrüchten, Nüssen, Samen, Wurzelgemüse und Salaten. Aus Sicht des Zahnarztes ist das menschliche Gebiss für Fleisch nicht geeignet. Schnitzer vertritt die Ansicht, dass Einlagerungen tierischer Eiweiße eine Hauptursache chronischer Erkrankungen seien. Auch Übergewicht werde durch im Unterhautfettgewebe eingelagerte Eiweißüberschüsse mit verursacht. Verstopfung und giftige Fäulnis im Enddarm sei Ursache von Akne, da die gehärteten Nahrungsfette über die Hautporen wieder ausgeschieden würden. Milchprodukte macht Schnitzer für die Entstehung von Mandelentzündungen, Immunschwäche und Asthma mit verantwortlich.

Schnitzers Ernährungsumstellung beginnt mit einer Getreidesuppen-Diät, dann folgt die mehrwöchige Schnitzer-Intensivkost (vegane Rohkost). Anschließend steigt der Patient auf die Schnitzer-Normalkost um: Diese besteht aus Schnitzer-Müsli (ein Frischkornbrei mit Obst und Nüssen), Salaten, Getreideschrot, Kartoffeln und Vollkornbrot. Obst ist nur in geringer Menge erlaubt. Johann Schnitzer beobachtete an seinen Patienten, dass gerade Kinder mit dieser Ernährung weniger Zahnkaries bekamen. Der Zahnarzt veröffentlichte zahlreiche Bücher und Schriften zu seinen Beobachtungen und Studien. Das im Jahr 1975 erschienene Buch „Schnitzer-Intensivkost, Schnitzer-Normalkost" ist insgesamt 150.000 mal verkauft worden.

Weight Watchers

Die Gründerin von „Weight Watchers", Jean Nidetch, feiert am 12. Oktober 2013 ihren 90. Geburtstag. 1962 war sie eine übergewichtige Hausfrau, die heimlich mit Schokolade überzogene Marshmallows in sich hineinstopfte. Nidetch wog fast einhundert Kilo, als sie im Supermarkt auf eine Bekannte traf, die ihr Komplimente wegen ihres guten Aussehens machte. Jean Nidetch achtete immer sehr auf ihr Make-Up und auf ihre Frisur, daher freute sie sich sehr über das Lob, bis die Bekannte sie nach dem Geburtstermin fragte! Geschockt von diesem Erlebnis begann die Hausfrau eine Diät. Bei einem Treffen erzählte sie ihren übergewichtigen Freundinnen von ihrem Erfolg, damit wurde der Grundstein für das erste Weight-Watchers-Treffen gelegt. Es folgten viele weitere Treffen, denn Jean Nidetch gründete 1963 das Unternehmen Weight Watchers International. Weight Watchers ist heute in über 30 Ländern rund um den Globus präsent.

Künstliche Süße

In den Sechzigern wurden ein weiterer künstlicher Süßstoff zugelassen. Der nach Saccharin zweite Süßstoff war das Cyclamat. Auch diese Substanz haben wir dem Zufall zu verdanken. Cyclamat wurde bei der Suche nach einem fiebersenkenden Arzneimittel entdeckt und 1963 in Deutschland zugelassen. Der amerikanische Chemiestudent Michael Sveda hatte seine Zigarette auf dem Labortisch liegen gelassen und bemerkte später, dass diese süß schmeckte. Der neu entdeckte Süßstoff war weniger süß als Saccharin und außerdem teurer. Cyclamat setzte sich erst später in einer Mischung mit Saccharin durch, da man so den metallischen Nebengeschmack des Saccharins gut verdecken konnte. Die erste kalorienfreie Cola hieß Diet-Rite-Cola und kam in den USA bereits 1958 auf den Markt. Diese Cola wurde mit einem Gemisch aus den beiden Süßstoffen gesüßt. Die Zusammensetzung des Produktes wurde mehrmals verändert, denn 1969 verbot die amerikanische Gesundheitsbehörde Cyclamat. In Deutschland ist Cyclamat für bestimmte Lebensmittel bis heute zugelassen.

Magenbypass

Jahr 1967 wurde der erste Magenbypass durch Edward Mason beschrieben. Man durchtrennte den Magen im oberen Drittel und verband das kleine Magenstück direkt mit dem Dünndarm. Ein Teil von Magen und Dünndarm wurden so ausgeschaltet. Die Operationstechnik hat sich seit damals mehrfach geändert. Seit 1993 kann man diese

Operation endoskopisch im Schlüssellochverfahren durchführen. Zu den wichtigsten Risiken zählen Thrombosen, Embolien, Lecks in den Magennähten sowie Blutungen.

Die Brigitte-Diät

Nachdem die Deutschen in den 1960er-Jahren die Kriegszeit durch übermäßiges Essen sowohl psychisch als auch physisch im wahrsten Sinne des Wortes verdaut hatten, war der Boden reif für die Diätindustrie. Im Jahr 1969 veröffentlichte die 1954 gegründete Frauenzeitschrift Brigitte ihr bis heute bekanntes Diätkonzept zum ersten Mal. Man legte Wert auf eine ausgewogene und fettreduzierte Kost (Low-Fat sollte in den nächsten Jahren den Diätmarkt dominieren). Die Rezeptvorschläge werden bis heute in dem Heft veröffentlicht. Es gibt drei Hauptmahlzeiten und zwei Zwischenmahlzeiten. Insgesamt wurden täglich 1000 Kalorien aufgenommen. In den neueren Versionen der Diät setzt sich die Ernährung aus 1200 bis 1400 Kalorien und maximal 40 Gramm Fett zusammen.

Radikal in jeder Hinsicht

Nachdem sie über 15 Jahre lang ordentlich gespeist hatten, sahen die Menschen an sich hinunter und erblickten Bäuche und Speckrollen. Was unmerklich angefuttert wurde, sollte möglichst schnell wieder verschwinden. Ölkrise, Seveso-Kathastrophe, RAF-Terror und Blitzdiäten – die Siebziger waren radikal in jeder Hinsicht.

Im Jahr 1969 erschien das bekannte Kinderbuch „Die Raupe Nimmersatt“ – dieser Titel fasste das vergangene Jahrzehnt eindrucksvoll zusammen. Ostdeutsche Ärzte warnten 1971 davor, dass die DDR ein Volk von kurzlebigen Dicken werden könne. In der DDR hatten 1976 hatten 40% der Frauen, 20% der Männer und 15% der Kinder Übergewicht. Viele Kinder bekamen morgens von ihren Eltern eine Mark mit, um sich beim Bäcker Kuchen und Brötchen zu kaufen. Zahlreiche Ärzte beklagten die Fettsucht im Land, die epidemischen Charakter annähme. Das Zentralinstitut für Ernährung erarbeitete Diätpläne für Großküchen und erstellte Speisepläne für Leicht- und Schwerarbeiter, allerdings wurde sich nicht nach diesen Vorschlägen gerichtet. Es gab jährlich eine Woche der gesunden Ernährung, in der für entsprechende Erzeugnisse geworben wurde. Kinder- und Jugendsport war in der DDR weit verbreitet und sehr gut organisiert, wenn auch das primäre Ziel nicht die Verhinderung von Übergewicht, sondern die Suche nach talentierten Athleten war. In zahlreichen Betrieben gab es Betriebssportgruppen. Im DDR-Fernsehen wurde mit Werbespots für eine gesündere Ernährung geworben.

Auch die Westdeutschen hatten ordentlich an Gewicht zugelegt. In Westdeutschland propagierte die Deutsche Gesellschaft für Ernährung (DGE) mit ihrer Ernährungspyramide eine auf Getreide basierende Mischkost reich an Obst und Gemüse. Die Hersteller von Fitnessgeräten bekamen wieder Aufwind: 1970 wurde der durchtrainierte Körper für das vorherrschende Schönheitsideal wichtig. Praktische Heimtrainer kamen in Mode, die man nach Gebrauch zusammenklappen und im Keller oder unter dem Bett verstauen konnte. Mitte der 1970er-Jahre eröffneten die ersten kommerziellen Fitnessstudios in der BRD, diese zogen zunächst nur wenige Besucher an. In diesem Jahrzehnt wurde in Westdeutschland die Trimm-Dich-Welle ins Leben gerufen, in der Schweiz entstanden die Vita-Parcours. In den 1980er-Jahren gab es 1500 Trimm-Dich-Anlagen in Deutschland, in Österreich nannte man die sportlichen Waldpfade „Forstmeile“. Während die meisten der deutschen Trimm-Dich-Pfade durch die sich anschließende Joggingwelle wieder in Vergessenheit gerieten, verfielen und abgebaut wurden, sind zahlreiche Vita-Parcours der Eidgenossen auch heute noch gut gepflegt und in Schuss.

Die Mode der Siebziger wurde freier, ausgefallener und bunter. Frauen trugen ihre Haare lang, glatt und voluminös, gerne auch aufgesteckt, Männer trugen Koteletten und Bärte. Minikleider, Schlaghosen und grüne Parka-Anoraks prägten das Bild.

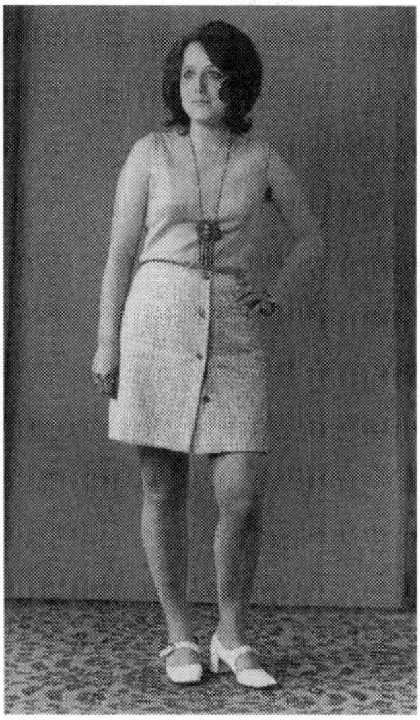

12. Typische Mode einer Frau in den 1970er-Jahren

Die Magersucht wurde Anfang der 1970er erstmals in der Öffentlichkeit bekannt, als US-Medien begannen, über das Thema zu schreiben. Es sollte noch viele Jahre dauern, bis die Problematik der Krankheit von den Menschen wirklich verstanden würde.

Man begann, den Zusammenhang zwischen Blutfetten und Krankheiten zu erkennen: Das Fett, besonders das tierische Fett, bekam sein Fett weg – wurde also immer unbeliebter. Das Cholesterin wurde der Feind ganzer Nationen. Nachdem Wissenschaftler im Jahr 1961 glauben, einen Zusammenhang zwischen dem Blutcholesterinspiegel und Herz-Kreislauf-Erkrankungen gefunden zu haben, kam ein Milliardengeschäft in Gang. So entwickelte man sich nach und nach zur fettarmen Gesellschaft, denn die Industrie sprang auf diesen Trend auf. Mageres Fleisch, Magerquark, fettarmer Joghurt und fettarme Milch kamen in Mode. Die Margarine-Industrie investierte in diesem Jahrzehnt mehrere Millionen Mark, um die Butter wegen des enthaltenen Cholesterins schlechtzumachen. Die Menschen wurden mit Aussagen wie „Butter macht Herzinfarkt“ oder „Butter verkürzt ihre Lebenserwartung“ konfrontiert. Die Taktik der Industrie ging auf, die Menschen strichen von nun an immer häufiger Margarine aufs Brot. Die Pharmaindustrie verdient bis heute sehr gut mit der Angst der Menschen vor dem Blutfett. Gleichzeitig begann die Fast-Food-Kultur: Am 4. Dezember 1971 eröffnet die erste deutsche McDonald's-Filiale in München. Im Jahr 2012 sollte es 1440 dieser Restaurants in Deutschland geben, weltweit knapp 35.000 Standorte.

Die Bonbon-Diät

In den 1970er- und frühen 1980er-Jahren wurde ein Diätbonbon auf dem Markt erfolgreich, das den Appetit zügeln sollte. Es war in verschiedenen Geschmacksrichtungen erhältlich: Schoko, Schoko-Mint, Sahne und Karamell. Zunächst war in dem erfolgreichen Bonbon der Wirkstoff Benzocain enthalten. Benzocain ist ein lokales Anästhetikum, vermutlich sollte das Diätbonbon über eine Betäubung der Zunge die Lust auf das Essen reduzieren. Benzocain ist heute in Halspastillen enthalten. Das Diätbonbon hatte den Namen „Ayds" und sollte vor dem Essen gelutscht werden. Das Versprechen war, dass man dann alles essen könne, was man wolle. Später tauschte der Hersteller den Wirkstoff aus, man verwendete Norephedrin, ein Amphetamin, das heute noch in rezeptpflichtigen Appetitzüglern zum Einsatz kommt. Alle Amphetamine hemmen den Appetit. Der Einsatz von Amphetaminen ist heute höchst umstritten, da diese Substanzen zu Herzrhythmusstörungen, Herzinfarkten und Gehirnschlag führen können.

Die Bonbon-Diät fand ihr Ende aber nicht aufgrund der Nebenwirkungen des Inhaltsstoffes, sondern wegen der Nebenwirkung des Produktnamens: Mitte der 1980er-Jahre wurde dem Erfolg des Bonbons durch die Immunschwächekrankheit AIDS ein Ende gesetzt. Die Namensähnlichkeit des Ayds-Bonbons zu der Krankheit ließ den Verkauf zusammenbrechen. Der Hersteller versuchte, das Produkt in „Diet Ayds" und in „Aydslim" umzubenennen, doch der Zug war abgefahren. Die Bonbons wurden schließlich vom Markt genommen. Im Jahr 1979 kam ein weiteres Norephedrin-haltiges Medikament auf den Markt, eine Pille namens „Dexatrim". Die Zusammensetzung dieses Produktes wurde im Jahr 2000 wegen der Nebenwirkungen der Amphetamine geändert.

Die Grapefruit kommt wieder

Die in den goldenen Zwanzigern erstmals von „Sylvia of Hollywood" erfundene Grapefruit-Diät (Hollywood-Diät/18-Tage-Diät) wurde in den 1970er-Jahren wieder richtig populär. Unter dem Namen „Mayo Clinic Diet" wurde die Diät im Jahrzehnt der Radikaldiäten sehr beliebt, obwohl gleichnamige Klinik damit gar nichts zu tun hatte. Bis heute hält sich der Mythos der fettschmelzenden Enzyme von Grapefruit, Ananas und exotischen Früchten. Grapefruits schmelzen zwar kein Fett weg, treten jedoch in Wechselwirkung mit Medikamenten. Die bittere Frucht enthält Hemmstoffe, welche die Wirkung der Arzneimittel-abbauenden Leberenzyme reduzieren. Damit erhöht sich die Konzentration des Wirkstoffs im Blut auf ein unvorhersehbar höheres Niveau. Zahlreiche Medikamente sind betroffen, auch die Östrogene der Antibabypille. Noch 24 Stunden nach dem letzten Grapefruitsaft kann man diese Wirkung nachweisen.

Fettzellen zählen

Ab dem Jahr 1972 beschäftigen sich die Menschen damit, wie viele der lästigen Fettzellen sie denn nun in ihren Körpern beherbergten. Schließlich blieben einige Leute schlank und konnten nach Herzenslust schlemmen, während andere dick wurden, sobald sie den Griff der Kühlschranktür in der Hand hielten. Man glaubte herausgefunden zu haben, dass Fettsüchtige mehr Fettzellen haben als schlanke Menschen. Wer als unschuldiges Kind von einer gutmeinenden Mutter überfüttert worden war, der konnte durch die vielen Fettzellen später Gewichtsprobleme bekommen. Ein Kinderarzt fand heraus, dass die schwergewichtigen Wonneproppen auch im Alter von acht Jahren häufiger wohlbeleibt waren. Das Horrorszenario war, dass der Mensch die neu gebildeten Fettzellen sein Leben lang nicht mehr los würde. Ärzte zeigten, dass die Zellen bei der Diät nur schrumpften und nicht verschwanden. Die Angst vor der Fettzelleninvasion begleitet die Menschen bis heute, denn dieses Gerücht hält sich so hartnäckig wie die oben beschriebenen Fettzellen. Heute wissen wir, dass die Zahl der Fettzellen konstant bleibt, sterbende Zellen werden im gleichen Maß durch neue ersetzt, allein die Größe der Zellen ändert sich beim Zu- oder Abnehmen.

Schädlich oder nicht - Hauptsache, es funktioniert

Die Siebziger machten durch zahlreiche extreme Diäten und Methoden auf sich aufmerksam. In dem Bestseller der Autorin Jacqueline Susann, „Valley of the Dolls", macht die Protagonistin Neely O'Hara, drogensüchtig und übergewichtig, die Sleeping-Beauty-Diät. Sie sediert sich mit Hilfe von Schlaftabletten und verschläft ihren Hunger sieben Tage lang. Man sagt Elvis nach, dass er diese Diät in den Siebzigern gemacht habe.

Der deutsche plastische Chirurg Josef Schrudde versuchte 1972, das Fettgewebe über einen kleinen Schnitt zu entfernen, indem er es mit scharfen Instrumenten herausriss und absaugte. Es gab hohe Komplikationsraten mit Blutverlust und einem hohen Verletzungsrisiko für die in der behandelten Region liegenden Organe. Mehrere ähnliche Verfahren wurden entwickelt, die jedoch ebenfalls oft zu Blutungen und zur Ansammlung von Wundsekreten führten.

Die Cookie-Diät wurde 1975 von Sanford Siegel, einem Arzt aus Florida entwickelt. Sanford Siegel hatte eiweißhaltige Cookies auf der Basis von Hafer, Reis, Vollkornmehl und Kleie entwickelt. Bei der Cookie-Diät durfte man so viele dieser Cookies essen, wie man wollte.

Zusätzlich gab es ein Abendessen bestehend aus 170 Gramm Hähnchen, Pute, Fisch oder Meeresfrüchten mit einer Tasse Gemüse. Guy Richie soll die Cookie-Diät mehrmals gemacht haben, laut Auskunft seiner damaligen Frau Madonna verdarb ihm diese Diät die Lust auf Sex.

Das Unternehmen der ersten Formula-Diät „Slim Fast“ wurde 1977 von Daniel Abraham gegründet. Das Produkt war so erfolgreich, dass Unilever für die Marke „Slim Fast“ im Jahr 2000 2,3 Milliarden US-Dollar bezahlte. Mit Slim Fast kamen die Diätshakes in Mode, es sollten in den nächsten Jahren zahlreiche weitere Produkte folgen, der Trend ist bis heute ungebrochen. Der Werbespruch von Slim Fast war: „Ein Shake zum Frühstück, ein Shake zu Mittag, dann ein leichtes Abendessen.“ Durch die später aufkommenden Low-Carb-Diäten sowie durch zahlreiche Konkurrenzprodukte kam es 2002 zu einem Rückgang der Verkaufszahlen. Deshalb führte Unilever 2004 eine eigene Low-Carb-Produktreihe ein, was den früheren Erfolg der bekannten Marke jedoch nicht wiederbeleben konnte. 2005 wurde der Verkauf eingestellt. Zu den heute bekannten Shakes und Formula-Diäten gehören unter anderem Almased, BCM und Herbalife. Das Prinzip ist immer ähnlich: Man ersetzt eine oder mehrere Mahlzeiten durch die mit Flüssigkeit angerührte Pulvernahrung.

In den 1970er-Jahren propagierte der bekannte Ernährungswissenschaftler Hans Ditschuneit (geb. 1927) die Nulldiät, er betreute seine bei Wasser fastenden Patienten in einer ambulanten Kur, die zwei bis sechs Wochen dauerte. Die Patienten sollten täglich mindestens drei Liter Wasser trinken. Männer verloren bei der Nulldiät im Schnitt täglich 463 Gramm, Frauen 400 Gramm. Je nach Startgewicht und Fastendauer verloren die Patienten insgesamt 12 bis 30 Kilo. Hungergefühle seien nach drei Tagen verschwunden. Ditschuneit war der Meinung, dass der Mensch problemlos in der Lage sei, ein mehrwöchiges totales Fasten bei leichter Arbeit durchzuführen. Die ersten Nulldiäten wurden bereits Mitte der 1960er-Jahre erprobt, damals wurde eine kleine Zahl von Patienten stationär betreut.

Die 1978 entwickelte Scarsdale-Diät des Kardiologen Herman Tarnower wurde nach der gleichnamigen amerikanischen Stadt benannt. Die Diät bestand aus einem zweiwöchigen Programm mit 1000 Kalorien pro Tag. Die Scarsdale-Diät war eine der frühen Low-Carb-Diäten, man ernährte sich sehr eiweißreich. Nach zwei Wochen durfte in der Stabilisierungsphase etwas mehr gegessen werden. Zwei Jahre nach der

Entwicklung der Diät wurde der Kardiologe Herman Tarnower von seiner Freundin erschossen. Der Arzt Robert C. Atkins veröffentlichte sein Buch mit dem Titel „Dr. Atkins' New Diet Revolution“, ebenfalls in den 1970er-Jahren. Bei der Atkins-Diät mussten Kohlenhydrate auf das Gramm genau gezählt werden. Sogar Salat hat Kohlenhydrate, er wurde tassenweise abgemessen. Das Verführerische an der Atkins-Diät war, dass sie keine Vorschriften über die Menge und den Fettgehalt des Essens machte, man durfte so viel essen, wie man wollte, solange es nur keine Kohlenhydrate waren.

Die Eier-Diät war eine weitere beliebte Form der einseitigen Radikalkuren, sogar die berühmte eiserne Lady Maggie Thatcher soll 1979 vor ihrem Wahlkampf 9 kg mit dieser Diät abgenommen haben. Man verzehrte insgesamt 28 Eier in einer Woche nach einem exakten Plan, dazu gab es genau festgelegte Mengen von Obst, Fleisch und Gemüse.

Die bunten Achtziger

Die Radikaldiäten der Siebziger hatten keinen Erfolg gebracht, die Menschen nahmen weiter zu. Die Frauen schwitzten mit Jane Fonda beim Aerobic, während sich die Männer von Arnold Schwarzenegger inspirieren ließen und in der Muckibude Eisen stemmten. Butter war out, man kratzte Margarine aufs Schwarzbrot.

Die 1980er-Jahre gelten heute als das Jahrzehnt der Modesünden: Schulterpolster, Bodys und bunte Leggings prägten das Bild. Beim Aerobic wurden glänzende Leggings mit hautengen Bodys kombiniert. Angeheizt wurde die Welle von Jane Fonda (geb. 1937), die im Jahr 1982 ihr erstes Aerobic-Video veröffentlichte. Ihr Motto war: „No pain, no gain", kein Schmerz, kein Gewinn. Zusammen mit Aerobic kam auch der Jazzdance in Mode. 1983 brachte die Tänzerin Judi Sheppard Missett (geb. 1944) das Programm „Jazzercise" heraus. Jetzt war die Zeit der „Muckibude" gekommen. Arnold Schwarzenegger (geb. 1947) hatte maßgeblichen Anteil an diesem Hype, als Mr. Olympia und Mr. Universum prägte er den Fitnessboom. Mit der Zeit entwickelte sich das Fitnessstudio von der Muckibude zu einem Konzept, das alle Menschen ansprach. Die Zander'schen Geräte (medico-mechanische Therapie von 1850) wurden wieder zum Vorbild der apparategestützten Trainingsmethoden. Braune Haut galt als schick und gesund. Damals legten die Menschen die Basis für die heutige Hautkrebsrate. Im Jahr 1987 lief im ZDF-Weihnachtsprogramm die Ballettserie „Anna" und die jungen Mädchen stürmten die Balletschulen. Man wollte schlank, fit und trainiert sein. Die Achtziger waren das Jahrzehnt der Topmodels: Cindy Crawfords Karriere begann 1983, fünf Jahre später betrat die blonde Claudia Schiffer erstmals den Laufsteg für Chanel. Elle Macpherson hatten den Spitznamen „The Body" (der

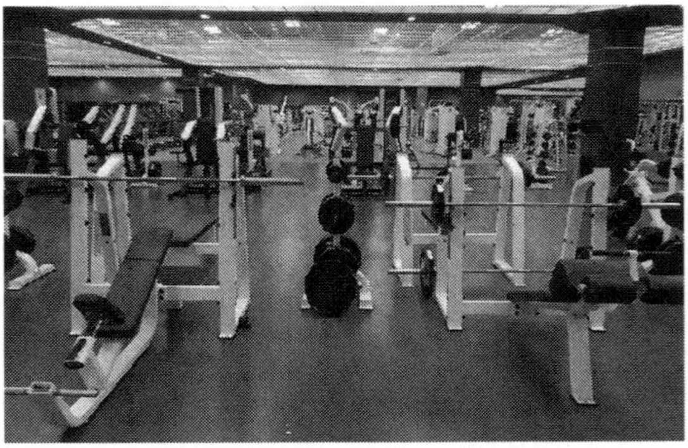

13. In den Achtzigern wurden die Muckibuden dank Arnold Schwarzenegger populär.

Körper). Seit 1983 erscheint wöchentlich die „Bild der Frau", die auflagenstärkste Frauenzeitschrift Europas der Axel Springer AG. Die Zeitschrift versorgt die Deutschen bis heute mit vielfältigen Diätratschlägen. Die Erstausgabe versprach „Schön und fit ins Frühjahr". Über die Jahre veränderten sich die Diäten, die es neben Frisuren und Rezepten immer wieder auf die Titelseite schaffen. Wie ein roter Faden zieht sich bis heute die „Bauch-weg-Diät" durch die Zeitschrift, genau wie das Versprechen, pro Tag ein Pfund an Gewicht zu verlieren. Die „Bild der Frau" titelte in den Achtzigern unter anderem mit einer „Brot-Diät" (1984), einer „Apfel & Reis-Diät" (1986) sowie mit „Bio-Gelee – Immer schlank ohne Diät" (1989). Die 1980er waren von der Low-Fat-Ernährung geprägt, jedoch nahm das Thema Low-Carb allmählich Fahrt auf. Man sah die Radikalkuren der 1970er zunehmend skeptisch. Neben den neuen Diäten praktizierte man ein Sammelsurium alter Diäten. Im Jahr 1985 empfahl die Deutsche Gesellschaft für Ernährung eine tägliche Proteinzufuhr von 60 Gramm für Männer und 50 Gramm für Frauen – etwa die Hälfte des Voitschen Kostmaßes von 1887. Im Jahr 1983 wurde die auf Süßstoffen basierende „Coca-Cola light" in Deutschland eingeführt. Heute konsumieren wir so viel künstlichen Süßstoff, dass die Substanzen im Abwasser und teilweise im Oberflächen-Trinkwasser nachgewiesen werden können.

Auch die chirurgische Behandlung der extremen Fettleibigkeit entwickelte sich weiter: Im Jahr 1982 wurde die „vertikale bandverstärkte Gastroplastik" (VBG) erstmals durchgeführt: Diese Magenoperation war einfacher und sicherer durchzuführen als ein Magenbypass. Das Verfahren verwendete eine Kombination aus Klammern und einem Magenband, um einen kleinen Magenbeutel zu schaffen, der zu einem schnellen Sättigungsgefühl führen sollte. Bis 1995 wurde diese Methode häufig eingesetzt. Leider erreichte man mit dieser Technik nicht immer den gewünschten langfristigen Erfolg, auch kam es bei den operierten Patienten häufig zu Erbrechen. In den USA kehrte man zum Magenbypass zurück, in Europa bevorzugte man das Magenband. Das Magenband kann von außen gesteuert werden und ermöglicht eine Restriktion des Magens, ohne das Gewebe zu durchtrennen.

Erstmals wurde die Krankheit Magersucht in der allgemeinen Bevölkerung bekannter, jedoch hatten viele Menschen die Tragweite der Essstörung nicht verstanden, man macht noch Witze darüber. In diesem Jahrzehnt entstanden viele Forschungsarbeiten zur Magersucht.

Enzyme und Kohl machen schlank

Im Jahr 1981 veröffentlichte die Autorin Judy Mazel (1943-2007) die Beverly-Hills-Diät, nachdem sie selbst mit der Methode von 82 auf 49 kg abgespeckt hatte. Ihr Buch wurde zum Bestseller. Tropische Früchte sollten schlank machen, daher begann die Diät mit einer zehntägigen Phase, in der ausschließlich Obst verzehrt wurde. Nach und nach wurden weitere Lebensmittel in das 6-Wochen-Programm aufgenommen, die Kalorienmenge blieb jedoch mit 600 bis 800 Kalorien täglich sehr gering. Auch der Zeitpunkt, wann gegessen wurde, war bei der Beverly-Hills-Diät streng festgelegt, die Regeln orientierten sich an der Hay'schen Trennkost. Man sollte mit dieser Methode in einem Monat 10 kg abnehmen. Judy Mazel eröffnete eine Abnehmpraxis, die von zahlreichen Stars und Sternchen besucht wurde. Hollywood hatte eine neue Modediät.

Die Kohlsuppe wird auch „Magic Soup“ (magische Suppe) genannt, sie wurde vermutlich Mitte der 70er-Jahre in den USA erfunden, der genaue Ursprung ist unbekannt. Die Kohlsuppendiät wurde zu Beginn der 1980er-Jahre populär und hielt sich bis in die 1990er und darüber hinaus. Das Prinzip basierte auf der Annahme der Existenz negativer Kalorien: Der Körper sollte zum Aufschluss der Suppe mehr Energie benötigen, als ihm zugeführt wurde. Es existieren viele verschiedene Rezeptvarianten, denn die Diät wurde von Person zu Person weitergegeben – kopiert, gefaxt und im Büro verteilt. Die Kohlsuppe verbreitete sich wie ein Kettenbrief, niemand weiß genau, wo die Suppe herkam. Eine übliche Version der Kohlsuppendiät aus der „New York Times“ von 1996 funktionierte folgendermaßen: Man durfte so viel Kohlsuppe essen, wie man wollte. Diese wurde aus sechs angebratenen Frühlingszwiebeln, zwei grünen Paprika, einem Bund Sellerie, Zwiebelsuppenpulver, einem Kopf Kohl und zwei Dosen Tomaten hergestellt. Zusätzlich zur Kohlsuppe durfte man folgende Lebensmittel verzehren: Ein Stück Obst am ersten Tag, zwei Stück Gemüse und eine gebackene Kartoffel an Tag zwei, Obst und Gemüse an Tag drei, Bananen und Magermilch an Tag vier, Rindfleisch und Tomaten den Tagen fünf und sechs, brauner Reis mit Gemüse an Tag sieben.

Eine Diät mit merkwürdigen Argumenten

1985 publizieren Harvey und Marilyn Diamond das Fit-For-Life-Ernährungsprogramm. Das Buch war ein Bestseller in Amerika, der auch in Europa sehr bekannt wurde. Das Programm basierte auf den Lehren der „Natural Hygiene“-Bewegung, die in den USA in 1830er-

Jahren begann und zu der auch Sylvester Graham (Sie erinnern sich an das Graham-Vollkornbrot) gehört hatte. Der Körper sollte nach dieser Lehre in seiner Gesamtheit gesund erhalten werden. Ein wichtiges Grundelement der Fit-For-Life-Diät waren die natürlichen Körperzyklen des schwedischen Lebensreformers Are Waerland: Vor 12 Uhr durfte ausschließlich Obst aufgenommen werden, damit die Ausscheidungsphase der Nacht nicht gestört würde. Die Argumentation der beiden Autoren war oberflächlich logisch und doch vollkommen abwegig: Der Wasseranteil der Erdoberfläche und der Wassergehalt des menschlichen Körpers betragen etwa 70%. Daraus leiteten die Autoren ab, dass auch die gesunde Nahrung 70% Wasser enthalten müsse. Obst und Gemüse enthalten nach Harvey und Marilyn Diamond etwa 70% Wasser und sind somit sehr gesund. (In Wirklichkeit liegt der Wassergehalt von Obst und Gemüse deutlich über 70%.) Das enthaltene Wasser sollte den Körper von Schlacken reinigen. Zum Trinken wurde destilliertes Wasser empfohlen, da die Autoren davon ausgingen, dass die im Mineralwasser enthaltenen Mineralstoffe nicht aufgenommen werden können. Wie bei der Hay'schen Trennkost durften Proteine und Kohlenhydrate nicht gemeinsam aufgenommen werden, da dies die Verdauungszeit verlängere. Die Proteine würden sich sonst durch Fäulnis zersetzen und die Kohlenhydrate begännen zu gären. Obst sei das wichtigste Nahrungsmittel, es dürfe aber nur auf leeren Magen gegessen werden, weil es sonst ebenfalls im Darm gären würde. Obst und Gemüse würden außerdem im Körper gebildeten Säuren neutralisieren. Brot, Fleisch, Milchprodukte und Hülsenfrüchte seien tote Nahrung, Fleisch sei gesundheitsschädlich. Milch und Milchprodukte würden verschleimen, Säure bilden und Allergien auslösen, außerdem sei Milch ein Kalziumräuber. Milch sei nur für Kälber geeignet. Die deutsche Milchwirtschaft war von dieser Argumentation sichert nicht begeistert, sie bewarb Milchprodukte in den Achtzigern mit dem Spruch „Die Milch machts!“.

Die Makrobiotik

Den Begriff der Makrobiotik hatte Christoph Hufeland 1797 in seinem Buch „Die Kunst das menschliche Leben zu verlängern“ erstmals gebraucht. Das Wort entstand bereits in der Antike, er setzt sich zusammen aus den altgriechischen Wörtern makros (groß) und biotikos (das Leben betreffend). Die Makrobiotik sollte zu einem gesunden und langen Leben führen. Hufeland verstand etwas anderes unter dem Ausdruck als der Japaner George Ohsawa (1892-1966), der Gründer der bekannten Ernährungslehre der Makrobiotik. In den Achtzigern wurde die Makrobiotik durch einen Schüler Ohsawas populär.

Der japanische Philosoph George Ohsawa hörte von der Ernährungslehre des japanischen Militärarztes Sagen Ishizuka (1850-1910), der die Bewegung „Shoku-Yo" (Heilung durch Essen) begründet hatte. Die Lehre hatte den Anspruch, zahlreiche Krankheiten heilen zu können. Indem Ohsawa die Lehre befolgte, wurde er von seiner Tuberkulose geheilt. Er trat der Shoku-Yo-Gemeinschaft bei und entwickelte die Ernährungslehre weiter. Die Anhänger dieser Gemeinschaft kritisierten den modernen westlichen Lebensstil, der in Japan Einzug gehalten hatte. Man setzte lieber auf die traditionelle japanische Ernährung aus ganzen, unverarbeiteten Lebensmitteln. Vollkorngetreide war Hauptnahrungsmittel. Die Nahrung sollte möglichst natürlich belassen werden, man bevorzugte saisonale Lebensmittel aus der Region.

Die makrobiotische Ernährung bestand aus unverarbeitetem Getreide, Algen, Gemüse und ein wenig Fisch. Ohsawa dachte, dass der Mensch Vitamin C selbst herstellen könne. Zwar produzieren fast alle Säugetiere ihr Vitamin C selbst, der Mensch und das Meerschweinchen haben diese Fähigkeit jedoch im Laufe der Evolution verloren. Fleisch bildete nach der Lehre der Makrobiotik Toxine, auch Milchprodukte galten als schädlich. Von Japan aus kam die Lehre in die USA. George Ohsawas Schüler entwickelten die Makrobiotik erneut weiter, denn in den USA waren nicht alle japanischen Lebensmittel erhältlich. Osawahs Schüler Michio Kushi (geb. 1926) kam 1949 in die USA. Er gründete zusammen mit seiner Frau einen Naturkostvertrieb, der sich schnell zu einem wichtigen Anbieter entwickelte. Kushi konnte viele Anhänger für die japanische Ernährungsweise gewinnen. Sein Hauptwerk zur Makrobiotik ist das im Jahr 1984 erschienene Buch „Die Kushi-Diät", das sich schnell zu einem Bestseller entwickelte. Makrobiotik wird bis heute praktiziert.

Low-Fat

In den 1980er-Jahren war die kohlenhydratreiche Low-Fat-Ernährung populär, diese hielt sich bis ins neue Jahrtausend, obwohl im Laufe der Zeit immer mehr Low-Carb-Diäten bekannt und beliebt wurden. Man dachte, dass Kohlenhydrate nicht dick machen würden, wenn man auf Fett verzichte. Es gibt keinen eigentlichen Erfinder der Low-Fat-Diäten, Low-Fat entwickelte sich im Laufe der Zeit durch den Kampf der Pharmaindustrie gegen das Cholesterin und das Blutfett. Die Margarine-Industrie war ebenfalls auf den Zug aufgesprungen und verkaufte ihr „gesundes" Fett. Hinzu kamen die Ernährungsempfehlungen der Deutschen Gesellschaft für Ernährung (DGE): Kohlenhydrate in Form von Brot, Reis, Nudeln und Kartoffeln bildeten die erste Stufe der von der DGE veröffentlichten Ernährungspyramide. Die DGE empfahl, nicht mehr als 60 bis 70 Gramm Fett am Tag zu essen, die Deutschen konsumierten jedoch 100 Gramm Fett am Tag. Viele Menschen glaubten fälschlicherweise, dass Kohlenhydrate nicht in Körperfett umgewandelt würden. Eine Studie von 1990 ergab, dass der Verzehr von Obst und Gemüse das Risiko für einige Krebsarten senken könne. So kam Schritt für Schritt zusätzlich die Rohkost in Mode. 2001 veröffentlichen zwei deutsche Ernährungswissenschaftlerinnen die LowFett-30-Methode, die den Verzehr von maximal 30 Gramm Fett am Tag propagierte.

Absaugen statt abnehmen

Der Durchbruch für die erfolgreiche Fettabsaugung kam im Jahr 1985 mit der Tumeszenztechnik. „Tumescere" ist ein lateinisches Wort und bedeutet aufblasen. Ein französischer Arzt hatte zunächst festgestellt, dass das Absaugen einfacher wurde, je mehr Flüssigkeit man in das Fettgewebe einspritzte. Der Amerikaner Geoffrey Klein entwickelte daraus 1985 die Tumeszenztechnik, bei der mehrere Liter Flüssigkeit in das zu behandelnde Gewebe eingespritzt wurden. Die Lösung bestand aus einer Kochsalzlösung mit einem gefäßverengenden Medikament zur Blutungsreduktion und einem Mittel zur örtlichen Betäubung des Gewebes. Geoffrey Klein stellte seine Methode 1986 erstmals auf einer Konferenz dar und publizierte das Verfahren 1987 in der wissenschaftlichen Zeitschrift der Amerikanischen Gesellschaft für plastische Chirurgie. Es gibt in diesem lukrativen Feld bis heute zahlreiche weitere Entwicklungen, jedoch ist die Tumeszenztechnik nach wie vor das Standardverfahren zur Fettabsaugung.

Der glykämische Index kommt ins Spiel

Die Montignac-Methode des Franzosen Michel Montignac (1944-2010) enthielt Elemente der Trennkost sowie der Low-Carb-Ernährung. Sein erstes Buch veröffentlichte Montignac 1986, es wurde sofort zum Bestseller. Es folgten 14 weitere Bücher sowie diverse zur Methode passende Ernährungsprodukte. Diese Ernährung basierte auf dem glykämischen Index: Der Index gibt an, wie schnell ein Lebensmittel verdaut und als Zucker ins Blut abgegeben wird. Traubenzucker ist das am schnellsten verfügbare Kohlenhydrat und hat den Wert 100. Zucker und einfache Kohlenhydrate waren bei der Montignac-Methode verboten, komplexe Kohlenhydrate erlaubt. Michel Montignac war der Erste, der den glykämischen Index für sein Konzept heranzog. Er selbst nahm mit seiner Diät in drei Monaten 15 kg ab. Michel Montignac starb im Alter von 65 Jahren an Krebs.

Oprah Winfreys teurer Jojo-Effekt

Die bekannte US-Talkmasterin Oprah Winfrey verlor im Jahr 1988 mit der Optifast-Diät 30,5 kg Gewicht. Bei dem Programm, das bis 2008 von der Novartis Nutrition GmbH vertrieben wurde, lebt man ausschließlich von „Optifast-Shakes". Durch den spektakulären Erfolg der Moderatorin wurden viele Fernsehzuschauer motiviert, das Programm ebenfalls auszuprobieren. Am Tag der Bekanntgabe von Oprah Winfreys Diätprogramm erreichten das Unternehmen etwa eine Million Telefonbestellungen für das Optifast-Programm. Die Diät ist teuer: Das Jahresprogramm, das eine Übergangs- und Stabilisierungsphase beinhaltet, kostet insgesamt etwa 3000 Euro. Man ersetzt zunächst alle Mahlzeiten durch Pulvernahrung und lebt wochenlang von Tütensuppen und Shakes. Als Oprah Winfrey ihre Diät beendete, passte sie schon zwei Tage später nicht mehr in ihre kleinste Jeans. Winfrey nahm im Jahr 1989 zunächst 8 kg zu, sie hatte wieder die alten Gewohnheiten angenommen. Die Moderatorin wurde in den Folgejahren zu einem lebenden Jojo: Sie nahm erst zu und dann wieder über 30 kg ab. Im Jahr 2009 wog sie wieder 91 kg. Heute wird das Optifast-Programm von der Nestle Nutrition GmbH vertriebenen. Oprah Winfrey schwor sich, nie wieder abzunehmen.

Gemeinsam gegen das Körperfett

Ab den 1990er-Jahren kämpften die wiedervereinten Deutschen gemeinsam gegen das überschüssige Körperfett. Die WHO senkte die BMI-Grenze des Normalgewichts von 27,5 auf 25 und erklärte so auf einen Schlag Millionen Menschen zu Übergewichtigen. Das Blatt wendete sich allmählich von Low-Fat auf Low-Carb.

Die junge Kate Moss machte in den 1990er-Jahren den etablierten Topmodels Cindy Crawford und Claudia Schiffer Konkurrenz. Der „Heroin Chic" kam in Mode: Der neue Trend brachte blasse und noch dünnere Models mit spitzen Hüftknochen und eckigen Schultern hervor – dazu eine winzige Taille. Hauptsache mager, so die Devise. Das Idealgewicht der Models entwickelte sich noch stärker ins Untergewicht. Dita von Teese (geb. 1972) lies sich 1993 im Alter von 21 Jahren die Brüste vergrößern. Obwohl sie dem Schönheitsideal der späten 1940er- und 1950er-Jahre nacheifert, ist sie bis heute deutlich schlanker als die damaligen Vorbilder. Der Moderator Thomas Gottschalk veranstaltete 1992 in seiner Show „Gottschalk Late Night" einen Modelwettbewerb, den die 19-jährige Heidi Klum für sich entschied. Lady Diana begründete den königlichen Magerwahn: Sie erklärte im Jahr 1995, dass sie bereits seit Jahren an Bulimie leide. Im Jahr 1998 meldete der schwedische Hof, dass die Kronprinzessin Victoria an Magersucht und Bulimie leide. Victoria konnte die Krankheit überwinden, sie sieht heute gesund und trainiert aus.

Der Trend zur Magerkeit brachte eine Gegenbewegung hervor: Die britische Feministin Mary Evans Young rief am 6. Mai 1992 den ersten weltweiten Anti-Diät-Tag ins Leben („International No Diet Day"). Mary Evans Young war selbst magersüchtig gewesen und hatte die Anti-Diät-Kampagne „Diet Breakers" gegründet. Auslöser für den Anti-Diät-Tag war der Selbstmord eines Mädchens, das sich wegen seines Gewichts umgebracht hatte, es trug gerade mal Kleidergröße 40. Der Tag sollte mit einem großen Picknick im Hyde Park gefeiert werden, aufgrund des schlechten Wetters fand das erste Picknick 1992 im Wohnzimmer statt. Der Anti-Diät-Tag wird mittlerweile in vielen Ländern mit Aktionen begleitet.

Auch in den 1990er-Jahren aßen viele Menschen noch Pasta ohne Fett, in der Hoffnung, so leichter abzunehmen. „Bild der Frau" bewarb 1995 unter anderem die „Nudel-Fertig-Diät" und die „Pizza & Pasta-Diät". Die Diätlandschaft war so bunt wie die Mode der 1980er: Man zählte Kalorien, achtete auf den Fettgehalt, gleichzeitig entdeckten immer mehr Menschen die Low-Carb-Diäten.

Im Jahr 1990 bekam die deutsche Light-Produkte-Industrie weitere Hilfsstoffe: der hitzestabile Süßstoff Acesulfam-K sowie das umstrittene Aspartam wurden in Deutschland zugelassen. Aspartam war schon 1965 von dem amerikanischen Chemiker James M. Schlatter entdeckt worden. Der Süßstoff unterscheidet sich von den anderen Süßstoffen dadurch, dass er zwei Aminosäuren, also Eiweißbestandteile enthält. Schlatter arbeitete an einem synthetischen, aus Aminosäuren aufgebauten Peptidhormon, als er den neuen Süßstoff entdeckte. Über Apartam und eine mögliche Gesundheitsschädlichkeit wurde in Wissenschaft und in Medien viel diskutiert, die amerikanische Gesundheitsbehörde wollte den Süßstoff zunächst gar nicht zulassen. Seit 1981 ist Aspartam unter dem Handelsnamen NutraSweet in den USA erhältlich, neun Jahre später kam der Süßstoff nach Deutschland. Acesulfam-K wurde 1967 von dem Chemiker Karl Clauß entdeckt, auch dies war wieder eine Zufallsentdeckung.

Der Bundeskanzler Helmut Kohl trat in den Neunzigern alljährlich seinen Kampf gegen sein stetig steigendes Gewicht an, indem er der Körperfülle immer vor Ostern mit einer F.-X.-Mayr-Kur zuleibe rückte. Man sah das Fasten jetzt skeptischer als noch vor einigen Jahren. Im November 1988 hatte der Spiegel ein Heft mit dem Titel „Gefährliches Fasten – Raubbau am Körper“ veröffentlicht. Der Spiegel schrieb, dass fasten den Organismus schädige und dem zwanghaften Essen, der Magersucht, sowie dem Erbrechen einen Weg bahne. Helmut Kohl entschlackte trotzdem weiterhin bei Tee, Mineralwasser und trockenen Brötchen – nur um das mühsam abgenommene Gewicht in den folgenden Wochen wieder zuzulegen. Als die Ära Kohl 1998 nach einer 16-jährigen Regierungszeit endete, war der CDU-Mann dicker denn je. Sein Gewicht sei Staatsgeheimnis, hatte Helmut Kohl einst gesagt. Dank des Jojo-Effekts hatte er es jedenfalls weit in den dreistelligen Bereich hinein geschafft.

Schlank am Mittelmeer

Dank umfangreicher PR-Kampagnen zur gesunden Ernährung der Mittelmeerländer fand das Olivenöl jetzt den Weg in die Küchen der Deutschen, die bislang mit Butter, Schmalz, Margarine oder Sonnenblumenöl kochten und brieten. Die Kreta- oder Mittelmeer-Diät wurde von der Ernährung der Mittelmeerländer inspiriert. Man hatte in Studien herausgefunden, dass die Bewohner dieser Länder seltener an

Herz-Kreislauf-Erkrankungen litten und schloss daraus, dass dies an der Ernährung liegen müsse. Der Schwerpunkt der Mittelmeer-Ernährung liegt auf Gemüse, Salat, Obst, Fisch, Knoblauch und Olivenöl. Die Studienteilnehmer der maßgeblichen Studie waren die hart arbeitenden (und damit viele Kalorien verbrennenden) Bergbauern auf Kreta in den 1950er- und 1960er-Jahren. Heute kämpfen die ehemals vorbildlichen Inselbewohner trotz Mittelmeerkost genauso gegen Übergewicht und Herz-Kreislauf-Erkrankungen wie der Rest der westlichen Welt. In der Ernährungswissenschaft ist es schwierig, valide Studiendaten zu generieren. Statt der Ernährung könnte auch die gute Luft oder ein anderer Faktor für einen positiven Effekt verantwortlich sein.

Amerikas Kampf gegen das Fett

Während die Deutschen in Ost und West vor allem in den 60er-Jahren an Gewicht zugelegten, packten die US-Bürger in den 70er- und 80er-Jahren ordentlich Fett auf ihre Körper. Seit dem Jahr 1994 müssen in den USA die „Nutrition Facts" auf die Lebensmittelverpackungen gedruckt werden, jetzt kann der Konsument nachlesen, wie viel Kalorien, Fett, Zucker und Salz in einem Lebensmittel enthalten sind. Die Weltgesundheitsorganisation WHO erklärte im Jahr 1996 mit einem Federstrich 35 Millionen Amerikaner zu Übergewichtigen: Die Organisation legte fest, dass schon ab einem BMI-Wert von 25 die Grenze zum Übergewicht überschritten sei. 1998 folgten die US-Gesundheitsinstitute der WHO und setzten ihren damaligen Grenzwert von 27,5 auf 25 hinunter. Mittlerweile wissen wir, dass die maximale Lebenserwartung der westlichen Menschen bei einem BMI-Wert von 27 liegt. Trotzdem haben Menschen per Definition ab einem BMI über 25 leichtes Übergewicht. Der BMI war bereits 1832 von dem belgischen Astronom und Mathematiker Adolphe Quetelet (1796-1874) entwickelt worden, aber zunächst wieder in Vergessenheit geraten. Der amerikanische Physiologe Ancel Keys (1904-2004) entdeckte die Formel wieder und gab ihr den heutigen Namen „Body Mass Index". Keys wendete den BMI nie bei einzelnen Personen an, er setzte den BMI als Messinstrument zum Vergleichen großer Gruppen ein. Bodybuilder und Kraftsportler werden vom BMI nicht korrekt abgebildet. Trotzdem setzte sich der BMI als Messgröße für Einzelpersonen durch, in einigen deutschen Bundesländern richtet sich heute sogar die Verbeamtung nach der unzuverlässigen Messgröße.

Die „Zone-Diet" wurde im Jahr 1995 von dem US-amerikanischen Biochemiker Barry Sears (geb. 1947) publiziert. Die Diät wurde auch nach ihrem Erfinder als Sears-Diät bezeichnet. Die Ernährung basierte auf einem speziellen Verhältnis zwischen Kohlenhydraten (40%), Fett (30%) und Eiweiß (30%). Die Einhaltung dieser Ernährungsempfehlungen sollte den Körper in eine günstige Hormonbalance („The Zone", das Optimum) führen. Die Zone-Diät wurde unter Prominenten berühmt. Barry Sears empfahl drei Haupt- und zwei Zwischenmahlzeiten. Die Diät erreichte weitere Bekanntheit, als der ehemals schwerste Mann der Welt, der Mexikaner Manuel Uribe Garza, mit dieser Methode von 592 kg auf 196 kg abspeckte.

Der Molekularbiologe Jeffrey Friedman (geb. 1954) entdeckte im Jahr 1994 das Hormon Leptin, das von den Fettzellen ans Blut abgegeben wird. Leptin hemmt das Auftreten von Hungergefühlen und spielt eine wichtige Rolle bei der Regulierung des Fettstoffwechsels. Der US-Ernährungsexperte Byron Richards entwickelte darauf basierend die Leptin-Diät, die zum Ziel hatte, die Hormonspiegel der Übergewichtigen zu regulieren. Fünf Regeln sollten dies bewerkstelligen: Nie nach dem Abendessen naschen, nur drei Mahlzeiten am Tag, keine großen Mahlzeiten essen, viel Eiweiß zum Frühstück verzehren und die Menge der aufgenommenen Kohlenhydrate reduzieren.

Diät-Lotto

Die Blutgruppendiät des amerikanischen Naturheilkundlers Peter D'Adamo wurde 1996 zum ersten Mal veröffentlicht und ging davon aus, dass Menschen mit unterschiedlichen Blutgruppen Nahrung anders verarbeiten. Menschen mit Blutgruppe 0 sind die ehemaligen Jäger und Sammler, sie sollten nach D'Adamo fleischreich essen und auf Getreide und Milch verzichten. Menschen der Blutgruppe A gehörten zu den Bauern und verzehrten am besten Gemüse und Getreide, aber kein Fleisch und keine Milch. Blutgruppe B durfte als Viehzüchter und Nomaden-Typ Milch trinken, bestimmte Fleisch- und Getreidesorten waren ebenfalls erlaubt. Menschen mit der Blutgruppe AB empfahl der Naturheilkundler D'Adamo vor allem Obst und Gemüse, es handele sich um eine Mischung der Typen A und B. Die Blutgruppendiät ist wissenschaftlich in keinster Weise haltbar, die Argumente von D'Adamo konnten leicht widerlegt werden. Die Unterteilung der Menschen nach Blutgruppen wirkt zufällig, man könnte nach heutigem Wissen stattdessen auch eine Münze werfen. Trotzdem steht dieses Diätbuch heute noch in den Bücherregalen der Deutschen.

Eine schmierige Angelegenheit

Olestra ist ein synthetischer Fettersatzstoff, der 1968 durch die Forscher des Konsumgüterunternehmens Procter & Gamble zufällig entdeckt wurde. Die Forscher suchten eigentlich nach Fetten, die von frühgeborenen Babys leichter verdaut werden könnten. Sie fanden stattdessen ein Fett, das vom Menschen gar nicht verdaut werden konnte, sich aber gut zum Frittieren eignete. Olestra wurde 1996 erstmals zur Verwendung in Kartoffelchips und Tortillachips zugelassen. Die Chips wurden in Olestra frittiert. Da das künstliche Fett vom Körper nicht verdaut werden konnte, sparte man so die Fettkalorien. Allerdings hatte dieses Produkt einen entscheidenden Nachteil: Der Verzehr der Olestra-Chips führte zu Krämpfen und Durchfall, bis hin zur Stuhlinkontinenz. In Tierexperimenten nahmen mit Olestra-Chips gefütterte Ratten sogar zu. Olestra hatte seine anfängliche mediale Popularität in den nächsten Jahren schnell verloren, denn die Nebenwirkungen schreckten die Konsumenten ab. Die Vorstellung, sich den Genuss einer Tüte Chips mit Bauchschmerzen und Stuhlinkontinenz zu verdienen, das war selbst für die hartgesottensten Diätanbeter zuviel. Mit Olestra frittierte Chips können nach wie vor in einigen Ländern gekauft werden, in Europa sind diese Produkte nicht erhältlich.

Abendessen wie ein Bettler

Ein chinesisches Sprichwort besagt: „Das Abendessen überlasse Deinen Feinden.“ Dinner Cancelling setzt genau da an, man lässt das Abendessen ausfallen. Einige Menschen nehmen sich vor, nach 16 Uhr nichts mehr zu essen. Neben Gewichtsreduktion soll diese Methode auch die Alterungsprozesse im Körper bremsen. Die Studienlage zum Dinner Cancelling ist widersprüchlich, der genaue Ursprung der Methode ebenfalls. Die Idee zum Verzicht auf das Abendessen könnte aus dem asiatischen Raum stammen, aber auch das in vielen Sprachen bekannte Sprichwort „Frühstücken wie ein Kaiser, Mittagessen wie ein König und Abendessen wie ein Bettler“ könnte Ursprung des Konzeptes sein. Der bekannte Satz wird der amerikanischen Ernährungswissenschaftlerin Adelle Davis (1904-1974) zugesprochen („Eat breakfast like a king, lunch like a prince, and dinner like a pauper.“). Im Jahr 2002 veröffentlichte der Fitness- und Gesundheits-Coach Dieter Grabbe ein Buch über das Konzept des Dinner Cancelling.

Glyx gehabt

Die Glyx-Diät wurde 1999 von der Ökotrophologin Marion Grillparzer (geb. 1961) eingeführt. Glyx steht für „glykämischer Index". Der Franzose Michel Montignac hatte den glykämischen Index in der Montignac-Methode erstmals zur Klassifizierung der Nahrungsmittel verwendet. Bei der Glyx-Diät gelten Werte unter 55 als niedrig. Wer nach dem Prinzip isst, verzehrt automatisch mehr eiweißhaltige Lebensmittel und weniger Kohlenhydrate, Vollkornprodukte werden Weißmehlprodukten vorgezogen.

Essen wie die Steinzeit-Menschen

Der Begriff der Steinzeitdiät wurde schon 1975 von Walter L. Voegtlin eingeführt, er veröffentlichte 1988 das Buch „Paleolitic Prescription" (Altsteinzeit auf Rezept). Korrekt müsste die Paleo-Diät in unserem Sprachraum Altsteinzeitdiät heißen. Populär wurde die Steinzeitdiät in Deutschland erst in den letzten Jahren, da man in den 1990er-Jahren noch vermehrt das Konzept einer fettarmen Kost lebte. Mit dem Paradigmenwechsel von Low-Fat auf Low-Carb wurde die Paleo-Diät bekannter. Die Anhänger der Ernährungsweise gehen davon aus, dass die Ernährung der Altsteinzeit für den Menschen artgerecht ist und Zivilisationskrankheiten vorbeugt. Man könnte also sagen, dass diese Diät im Grunde vor ca. 10.000 bis 20.000 Jahren entwickelt wurde. Man isst, was bereits in der Altsteinzeit verfügbar war: Fleisch, Fisch, Eier, Obst, Gemüse, Pilze, Nüsse, getrocknete Früchte, Kräuter und Honig. Milchprodukte, Brot, Nudeln und Alkohol sind verboten. Der Umgang mit Pflanzenöl wird unterschiedlich gehandhabt, teils wird es verwendet, teils nicht. Auf das Essen von Insekten wird verzichtet, dabei haben sich unsere Vorfahren auf diese wichtige Proteinquelle nicht entgehen lassen.

Die Altsteinzeit begann nach heutigen Kenntnissen ungefähr vor 2,6 Millionen Jahren. Irgendwann in dieser Zeit wurde auch das Feuer erstmals verwendet, der genaue Zeitpunkt ist umstritten. Vorher musste alles roh verzehrt werden, dies ist in der Paleo-Diät für z.B. Fleisch nicht vorgesehen. Unsere Ahnen aßen Gerippe, welche die Raubtiere übrig ließen. Man hatte zunächst nur Stöcke und Steine zur Verteidigung und ließ es nur selten auf eine Auseinandersetzung mit Raubtieren und Aasfressern ankommen. Man bemächtigte sich der Reste lieber klammheimlich oder verzehrte stattdessen Insekten und Kleingetier. Raupen, Regenwürmer, Insekten, Blätter, Wurzeln, Beeren und Eicheln standen auf dem Speiseplan. Erst in der mittleren Steinzeit wurden die

Menschen geschickter und erlegten Großwild lernten das Fischen. Bis in die Jungsteinzeit war der Mensch auch Kannibale, sei es aus einem Ritual heraus oder aus Notwendigkeit. Man kann Kannibalismus aus der Zeit von 4000 v. Chr. an Funden aus Südfrankreich und Baden-Württemberg eindeutig nachweisen. Für den Menschen hat Menschenfleisch die höchste biologische Wertigkeit. Möglicherweise verzehrte man das Fleisch auch aus rituellen Gründen, sonst hätten die Tiere zugeschlagen. Es gab keine einheitliche Ernährung der Steinzeit, die Menschen aßen, was sie in der jeweiligen Region vorfanden. Der Fleischanteil war sehr verschieden, die Bandbreite reichte von fast vegetarischer Kost bis beinahe ausschließlichem Fleischkonsum.

Vorwärts in die Vergangenheit! Diäten 2000

Insulin war das wichtigste Zauberwort des neuen Jahrtausends. Von dem Franzosen Michel Montignac erstmals im Jahr 1986 ins Spiel gebracht, wurde das Management des eigenen Insulinspiegels jetzt zur Volksaufgabe. Gerade die Deutschen gaben sich alle Mühe, wurden sie doch im Jahr 2007 zu den dicksten Europäern erklärt.

Im ersten Jahrzehnt des neuen Jahrtausends kam die Zeit der körpereigenen Hormondiäten. Durch geschicktes Kombinieren von Lebensmitteln und strategische Esspausen von mindestens fünf Stunden sollte der Hormonspiegel so beeinflusst werden, dass das Fett freiwillig den Rückzug antrat. 2001 entdeckten Wissenschaftler das Hormon Resistin, das vom Fettgewebe abgesondert wird. Die Rolle des Hormons, das mit der Entwicklung von Diabetes im Zusammenhang steht, ist noch nicht genau geklärt. Die Zeit der „fünf kleinen Mahlzeiten pro Tag" war mit dem Jahrtausendwechsel vorbei. Man hatte vorher immer argumentiert, dass man den Blutzuckerspiegel durch viele kleine Mahlzeiten konstant halten könne und so dem Heißhunger vorbeuge. Kohlenhydrate wurden zum neuen Feind in der Küche. Während Vollkornprodukte geradeso toleriert wurden, waren Weißmehl und Zucker beim Abnehmen strikt verboten. Niemand machte eine „Diät", das würde ja bedeuten, dass man dem „Jojo-Effekt" zum Opfer fällt. Nein, der moderne, aufgeklärte Mensch stellte die Ernährung um, um langfristig erfolgreich zu sein. Trotz des neuen Begriffes der „Ernährungsumstellung" suchten die Menschen nach wie vor eine schnelle Lösung im Kampf gegen das überschüssige Körperfett.

Der Low-Carb-Trend entwickelte sich zu einer Bewegung, der bis heute immer mehr Menschen folgen. Im Jahr 2003 erreichte die Atkins-Diät ein neues Hoch, in den USA kann man seitdem in vielen Restaurants eine „low protein option" bestellen, ein Gericht mit wenig Kohlenhydraten. Nach wie vor unterscheidet sich die Ernährung in Ost und West. Wie die nationale Verzehrstudie von 2007 ergab, isst man in den neuen Bundesländern mehr Fett, Wurstwaren und Fleischerzeugnisse, der Westen trinkt mehr Kaffee und Tee.

Im Jahr 2000 veröffentlichte der ehemalige Außenminister Joschka Fischer sein Buch „Mein langer Lauf zu mir selbst". Er beschrieb, wie er mit Hilfe des Laufens und einer reduzierten Ernährung abnahm und schließlich seinen ersten Marathon bewältigte. Ein Sportwissenschaftler aus Köln bezeichnete später mit dem „Joschka-Fischer-Syndrom" diejenigen Läufer, die sich für eine gewisse Zeit mit aller Energie ins Marathonlaufen stürzen, und dann plötzlich wieder damit aufhören.

Joschka Fischer nahm wieder zu. Im Jahr 2011 gab er bekannt, dass er wieder 50 bis 60 Kilometer pro Woche laufen würde.

Fünf am Tag

Seit dem Jahr 2000 propagiert die DGE zusammen mit dem Verein „5 am Tag e.V." die gleichnamige Kampagne „5 am Tag": Die Deutschen sollen täglich fünf Portionen Obst und Gemüse verzehren. Die Vorgaben der DGE stellen die Grundlage für die Ausbildung von Ernährungsberatern und Diätköchen, die wiederum mit den DGE-Informationsbroschüren ihre Kunden zur DGE-Ernährungsweise anhalten. In den 1990er-Jahren hatten medizinische Studien Hinweise darauf gegeben, dass der regelmäßige Verzehr von Obst und Gemüse dazu beitragen könne, Krebserkrankungen vorzubeugen. Neuere Studienergebnisse aus dem Jahr 2010 konnten diese Behauptung nicht stützen.

Hersteller ergänzen ihre Produkte immer häufiger mit Ballaststoffen, da die Kunden dies wünschen. So stieg im Laufe der letzten Jahre die Last für den Darm. Dies hat zur Folge, dass die Zahl der Menschen mit Verdauungsbeschwerden ebenfalls ansteigt: Verdauungsprobleme wie Durchfall, Blähungen und unspezifische Darmprobleme haben deutlich zugenommen. Ballaststoffe können gerade bei älteren Menschen die Ursache von Schmerzen und Entzündungen sein: Sammeln sich Körner und unverdauliche Nahrungsbestandteile in Ausstülpungen der Darmwand, so führt dies mitunter zu einer Divertikulitis, einer schmerzhaften Entzündung. Die Erkrankung ist mit zunehmendem Alter sehr häufig, 30% der 60-Jährigen und 65% der 85-Jährigen sind betroffen.

Diätgurus in Deutschland und Frankreich

Der deutsche Internist und ehemalige Triathlet Ulrich Strunz (geb. 1943) war ab 1998 in Deutschland als Fitnesspapst und Diätguru sehr bekannt. Sein Buch „Forever young- Das Erfolgsprogramm" verkaufte sich 1,1 Millionen mal. In den Folgejahren schrieb Ulrich Strunz zahlreiche weitere Bücher. In seinen Büchern bewirbt er das langsame Laufen, Muskeltraining, mentales Training, eine eiweißreiche Ernährung sowie diverse Proteinpulver und Nahrungsergänzungsmittel. Ziel aller Maßnahmen ist die Förderung der Fettverbrennung durch Ernährung und Bewegung. Auch die Franzosen haben einen eigenen Diätguru, der Allgemeinmediziner Pierre Dukan entwickelte seine Diät bereits Ende der 1970er-Jahre. Im Jahr 2000 wurde das Buch „Je ne sais pas maigrir“ (Ich weiß nicht, wie ich abnehmen soll) ein Bestseller in Frankreich. Seit Pierre Dukan mit seiner Diät die Familie Middleton vor der Hochzeit ihrer Tochter Kate mit Prinz William in Form brachte, wurde die Dukan-Diät in 14 Sprachen übersetzt und in 32 Ländern veröffentlicht. Pierre Dukan entwickelte eine Liste erlaubter Lebensmittel: 72 proteinhaltige Nahrungsmittel und 28 Gemüsesorten. In der ersten Phase darf nur von den 72 proteinhaltigen Lebensmitteln gegessen werden, in der zweiten Phase kommen die 28 Gemüsesorten dazu. Die dritte Phase ergänzt wieder einige kohlenhydrathaltige Lebensmittel, diese Phase soll langfristig beibehalten werden. Dazu gibt es je nach Phase eine kleine, abgemessene Menge Haferkleie.

Stoffwechsel in Balance

Metabolic Balance versteht sich – wie im neuen Jahrtausend üblich – als Ernährungsumstellung. Durch gezielte Auswahl der Nahrungsmittel und lange Pausen zwischen den Mahlzeiten soll der Stoffwechsel reguliert werden. Das Programm wird von der Metabolic Balance GmbH & Co. KG vertrieben, das Unternehmen vergibt Lizenzen an Berater, welche dann die Patienten betreuen. Anfang des neuen Jahrtausends wurde die Diät von dem Landarzt Wolf Funfack entwickelt. Zunächst wird das Blut analysiert, um dann mit dem firmeneigenen Computerprogramm einen Ernährungsplan zu erstellen. In einer zweitägigen Vorbereitungsphase soll der Körper mit leichter Nahrung auf die anschließende strenge Umstellungsphase vorbereitet werden. Die zweite Phase dauert zwei Wochen oder länger, hier wird nahezu fettfrei gegessen. Erlaubt sind drei Mahlzeiten, die hauptsächlich auf Eiweiß basieren, kombiniert mit einer kleinen Menge Kohlenhydrate aus Vollkornbrot oder Obst. Nach zwei oder mehr Wochen kommt der Diätwillige in die gelockerte Phase, hier sind unter anderem wieder kleine Mengen Fett erlaubt. In der Erhaltungsphase soll die zukünftige Ernährung erlernt werden.

Dafür, dass Metabolic Balance eine „Ernährungsumstellung“ sein möchte, ist der Energiegehalt sehr gering, teilnehmende Frauen berichten – je nach Ausgangsgewicht – von weniger als 1000 Kalorien pro Tag in der strengen Phase. Die geringe Nahrungsmenge bringt schnellen Erfolg. Immerhin werden neben den beachtlichen Kosten für die Betreuung und die Erstellung des Ernährungsplans keine weiteren Produkte wie Proteinpulver oder Nahrungsergänzungsmittel benötigt.

Crashdiäten sterben niemals aus

Hollywood-Stars machten in den letzten Jahren nach wie vor mit Presseberichten zu spektakulären Crashdiäten auf sich aufmerksam. Die Schauspielerin Renée Zellweger nahm im Jahr 2000 fast 15 kg zu, um die Figur der Bridget Jones darstellen zu können. Nach dem Film machte sie eine strenge Diät, nur um im Jahr 2004 das ganze Spielchen für den nächsten Bridget-Jones-Film noch einmal zu wiederholen. Sie kombinierte die Kohlsuppendiät mit der Atkins-Diät: Eine Woche lang aß sie ausschließlich Gemüsesuppe, dann machte sie die proteinreiche Atkins-Diät. Im Jahr 2004 wurde die Grapefruit-Diät erneut populär, da eine Studie der amerikanischen Scripps Clinic zeigte, dass die Enzyme der Grapefruit bei der Senkung des Insulinspiegels helfen und so den Gewichtsverlust begünstigen. Diese Studie wurde vom „Florida Department of Citrus" gesponsort. Unnötig, hier zu ergänzen, dass ähnliche Studien zur Wirkung der in Kalifornien angebauten Mandel publiziert wurden. Mireille Guiliano ist Autorin des Ende 2004 erschienenen Bestsellers „Warum Französische Frauen nicht dick werden". Sie rät darin zu einer Wochenenddiät mit gekochten Lauch und Lauchbrühe, zum Abschluss gibt es am Sonntagabend ein leichtes Fischmenü. Lauch wirkt laut der Autorin als ein mildes Diuretikum. Die Lauch-Diät fügt sich nahtlos in das Prinzip der „Entlastungstage" ein, wie sie schon in den 1920er-Jahren praktiziert wurden.

Der Mythos der Größe null

Bevor die Konfektionsgrößen üblich wurden, beauftragten die Menschen entweder einen Schneider oder nähten ihre Kleidung selbst. Die US-Konfektionsgröße null oder „Size Zero" ist inzwischen zu einem Mythos geworden. „Size Zero" ist eine Größe des US-Größenkataloges, die der deutschen Größe 32 oder XXS entspricht. Diese Größe war zunächst für Zwölfjährige gedacht. Die Größen Zero und Double Zero (00) wurden notwendig, da sich die Konfektionsgrößen über die Jahre klammheimlich verändert hatten. Man nennt diesen Effekt „Vanity Sizing", Größengestaltung im Namen der Eitelkeit. Da Menschen lieber eine möglichst kleine Größe kaufen, wurde die Kleidung im Laufe der Jahre einfach größer. „Size Zero" passt heute Frauen mit den Maßen 76-56-81 bis 84-64-89. Die Größe „Double Zero" ist noch 1-5 cm schmäler geschnitten.

Da die Größe null mittlerweile von einem Kult behaftet ist, gibt es sogar Size-Zero-Diäten. Einen traurigen Höhepunkt fand der Wettlauf um die Size Zero mit dem Tod des Models Luisel Ramos im Jahr 2006. Das

Model fühlte sich auf dem Laufsteg unwohl und brach auf dem Weg zur Umkleide zusammen: Tod durch Herzversagen während der Fashion Week in Montevideo, Uruguay. Luisel Ramos wurde nur 22 Jahre alt, ihr Vater sagte bei der Polizei aus, dass seine Tochter mehrere Tage gar nichts mehr gegessen hatte. Zuvor habe sie drei Monate lang nur Salat und Cola light zu sich genommen und dabei 12 kg abgenommen. Am Todestag betrug der BMI des Models nur noch erschreckende 14,5, sie wog 44 kg bei einer Größe von 1,75 cm (andere Quellen sprechen von 40 kg oder auch 50 kg).

Einen Monat nach dem Tod des Models fand die Madrid Fashion Week statt, dort mussten dann alle Teilnehmerinnen mindestens einen BMI von 18 aufweisen. Leider hielt der Effekt nicht lange an, auch heute sind noch sehr magere Models auf den Laufstegen zu sehen. Aber es gab immerhin einige Ansätze: Victoria Beckham, selbst eine Anhängerin radikaler Diäten, erlaubte keine Size-Zero-Models in ihrer Show auf der New York Fashion Week. Israel hat untergewichtige Models seit März 2012 von dem Laufsteg verbannt: Es gibt ein Gesetz, dass Models mindestens einen von einem Arzt nachgewiesenen BMI von 18,5 haben müssen, um an den Shows im Land teilnehmen zu dürfen. Werden Models auf Fotografien mit Hilfe von Bildbearbeitung künstlich verschlankt, muss ein Hinweis auf das Foto gedruckt werden. Die israelischen Gesetze sollten für andere Länder Vorbild sein. Die Zeitschrift „Brigitte“ machte auf sich aufmerksam, als sie 2010 erstmals auf Models verzichtete. Mit dem Wechsel der Chefredaktion sind seit Mitte 2012 wieder Models in der Zeitschrift abgebildet. Grund könnte sein, dass die Auflage der Zeitschrift Brigitte seit dem Verzicht auf professionelle Models deutlich eingebrochen war.

Die Prominenten gehen nicht gerade mit gutem Beispiel vor, auch sie sind auf der Jagd nach der Size Zero, schließlich setzen Paparazzi-Fotos jedes Gramm Fett unschön in Szene. Stars machten in den letzten Jahren durch spektakuläre Diäten auf sich aufmerksam. Man weiß nicht, ob die Promis diese teils skurrilen Diäten wirklich befolgen, oder ob es sich um PR-Botschaften zur Generierung öffentlicher Aufmerksamkeit handelt. Der Druck zur schlanken Figur macht jedenfalls einige Anstrengungen notwendig, egal wie diese im Detail aussehen. Victoria Beckham brachte einen bedenklichen Trend ins Rollen, indem sie wenige Wochen nach der Schwangerschaft wieder so schlank war wie vorher („blink-and-it's-gone“, ein Augenzwinkern, und das Gewicht ist weg). Sie machte nach eigenen Angaben die Fünf-Hände-Diät: Fünfmal am Tag aß sie nach der Schwangerschaft eine Handvoll proteinreiche Nahrung. Angelina Jolie brachte sich nach der Geburt ihrer Tochter Shiloh mit der Knoblauch-Diät in Form. Jolie trank Ingwer-Knoblauch-Wasser und soll damit 11 kg abgenommen haben. Praktisch für die jungen Mütter ist die Babybrei-Diät, hat man den Brei doch gleich im Haus: Reese Witherspoon, Jennifer Aniston und Lily Allen sollen nach der Geburt abgenommen haben, indem sie ihrem Nachwuchs das Essen streitig machten. Auch „Desperate Housewife"-Schauspielerin Marcia Cross soll mit der Babybrei-Diät 25 kg abgenommen haben. Candice Bergen machte die Apfel-Zwiebel-Diät: Morgens einen Apfel und mittags eine Zwiebelsuppe. Schauspielerin Sienna Miller soll eine Wodka-Diät gemacht haben, sie trank Wodka anstelle von Wein, um Kalorien zu sparen. Beyoncé Knowles setzte im Jahr 2006 auf „Master Cleanse", eine Limonaden-Diät. Dafür wird eine Mischung aus Wasser, Zitronensaft, Ahornsirup und Cayennepfeffer getrunken. Beyoncé nahm so für den Film „Dreamgirls" 10 Kilo ab. Die Methode stammt aus der Zeit der Radikaldiäten, Master Cleanse wurde in den USA Anfang der 1970er-Jahre bekannt. Schauspielerin Rachel McAdams trank zum Abnehmen Wasser mit Ahornsirup, der sie angeblich aufputscht. Sängerin Mariah Carey aß bei ihrer Diät dreimal in der Woche nur lila Lebensmittel: Pflaume, Rote Beete, Rotkohl oder Aubergine.

Unter Europas Prinzessinnen hat sich der königliche Magerwahn verbreitet. Das Gewicht der 1,75 m großen Herzogin Kate soll vor ihrer Schwangerschaft weit unter 50 kg gelegen haben, sie war damit noch dünner als das Vorbild des 19. Jahrhunderts, die Kaiserin Sissi (1,72 m, unter 50 kg). Kronprinzessin Letizia von Spanien steht häufig in den Schlagzeilen, da man eine Magersucht vermutet. Die Medien berichten, sie wiege 44 kg bei 1,68 m Körpergröße. Kronprinzessin Mary von Dänemark wurde nach ihrer Verlobung immer dünner. Sie soll sich „extrem gesund" ernähren und viel Sport machen. Trotz vier Kindern passt auch sie in die „Size Zero".

Medikamente - legal und illegal

Ephedrin wirkt appetithemmend und subjektiv leistungssteigernd. Bis 2001 waren verschiedene Ephedrinpräparate rezeptfrei in deutschen Apotheken erhältlich. Ephedrin wird gegen niedrigen Blutdruck, bei chronischer Bronchitis und bei Asthma eingesetzt. Da diese Arzneimittel als Partydroge und Appetitzügler missbraucht wurden, sind Arzneimittel, die Ephedrin enthalten, mittlerweile rezeptpflichtig. Ephedrin kann zu Herzinfarkten führen.

Sibutramin ist der Wirkstoff des Appetitzüglers Reductil, der aufgrund seiner Nebenwirkungen bereits seit Längerem vom Markt genommen wurde. Im Jahr 2005 wurden in Deutschland 125.000 illegal eingeführte Kapseln des chinesischen Produktes „LiDa“ beschlagnahmt, im Jahr 2006 mehr als eine Million Kapseln. LiDa enthält den Appetitzügler Sibutramin, der in Europa aus gutem Grund nicht mehr erhältlich ist. Viele Deutschen sind offenbar bereit, die Nebenwirkungen Kopfschmerzen, Übelkeit, Taubheitsgefühle und Herzrhythmusstörungen für die schlanke Figur zu akzeptieren.

Der Wirkstoff Rimonabant wurde ursprünglich zur Raucherentwöhnung entwickelt. Rimonabant blockiert den körpereigenen Rezeptor, der z.B. die Wirkung der Droge Haschisch vermittelt. Rimonabant wirkte appetitzügelnd und kam im Jahr 2006 als Medikament zur Behandlung der Fettleibigkeit auf den europäischen Markt. Das Arzneimittel wurde vom Hersteller wieder vom Markt genommen, nachdem die amerikanischen Behörden der Substanz die Zulassung verweigerten. Zu den Nebenwirkungen gehörten neben Übelkeit, Durchfall, Schwindel und Atemwegsinfektionen auch psychische Nebenwirkungen wie Depressionen und Angstgefühle. In Großbritannien sind fünf Patienten nach der Einnahme des Produktes gestorben.

Orlistat ist ein Fettblocker, das Medikament verringert die Fettresoption und damit die Kalorienaufnahme aus dem Darm. Der Wirkstoff hemmt die Enzyme, die das Fett im Darm aufschließen, das Fett verlässt den Körper unverdaut. Als Nebenwirkung kommt es zu Fettstuhl, Stuhlschmieren, Durchfall und Blähungen, die Blutwerte der fettlöslichen Vitamine D, E und Betacarotin sinken. Orlistat 120 mg ist seit 1998 in Deutschland unter dem Handelsnamen „Xenical“ zugelassen und auf Rezept erhältlich. Seit 2009 kann man den gleichen Wirkstoff unter dem Namen „Alli“ in halber Dosierung rezeptfrei kaufen. Susie Orbach (geb. 1946) ist laut der New York Times Englands berühmteste Psychotherapeutin, sie behandelte schon die Bulimie von Prinzessin Diana. Die Psychoanalytikerin war erschrocken, dass sie direkt nach der Zulassung von „Alli“ beim Besuch der Apotheke eine Warteschlange mit Frauen vorfand, die alle das Mittel kaufen wollten. Das Medikament sollte eigentlich ab einem BMI von 28 verkauft werden, doch Orbach beobachtete, das keine der Frauen in der Warteschlange das erforderliche Gewicht hatte, trotzdem kauften alle das Produkt und bekamen es vom Verkäufer auch ausgehändigt.

Low-Carb im Trend

Im neuen Jahrtausend hat sich die kohlenhydratarme Ernährung weitgehend durchgesetzt. Dank des mittlerweile verfügbaren Sammelsuriums an Diäten gibt es trotzdem kaum eine Diätvariante, die man heute nicht findet: So publizierte die „Bild der Frau“ in ersten Jahrzehnt unter anderem eine Nudel-Diät, eine Kartoffel-Quark-Diät und eine Diät mit Fertiggerichten. Auch die obligatorische Bauch-weg-Diät war wieder mit von der Partie, genau wie das Versprechen, pro Tag ein Pfund an Gewicht zu verlieren. Auch die Low-Fat-Ernährung konnte sich über den Jahreswechsel 2000 retten: „LowFett 30“ ist eine Varante der Low-Fat-Diät, die 2001 von den Ernährungsexpertinnen Gabi Schierz und Gabi Vallenthin publiziert wurde. Man isst bei dieser Diät bevorzugt Lebensmittel, bei denen weniger als 30% der Kalorien aus Fett stammen. Solche Lebensmittel sind in dem Buch grün gekennzeichnet, davon darf man essen, bis man satt ist. Von den gelben Lebensmitteln soll man nur beschränkte Mengen konsumieren und die roten Lebensmittel so selten wie möglich verzehren. Ernährungsberater können einen für die LowFett-30-Methode einen Lizenzvertrag abschließen und die Diät dann in ihrer Beratungspraxis und in Kursen einsetzen.

Der amerikanische Kardiologe Arthur Agatston (geb. 1947) sprang im Jahr 2003 mit der South-Beach-Diät auf den Low-Carb-Trend auf: Man verzichtet in der ersten Phase vollständig auf Kohlenhydrate, ergänzt dann Kohlenhydrate mit niedrigem glykämischen Index und darf in der letzten Phase wieder mehr Kohlenhydrate essen. Nimmt man an Gewicht zu, muss man die Kohlenhydrate wieder reduzieren. Die Logi-Methode basiert ebenfalls auf einem niedrigen glykämischen Index. In Deutschland wurde diese Methode 2003 von dem Ernährungswissenschaftler Nicolai Worm (geb. 1951) veröffentlicht. Die Lebensmittelauswahl richtet sich nach der 4-stufigen Logi-Pyramide. Stärkefreie und stärkearme Gemüse und Obst sowie gesunde Öle sind die Basis der Pyramide, dann folgen Fleisch, Geflügel, Fisch, Milchprodukte, Eier und Nüsse auf der zweiten Stufe. Auf der dritten Stufe stehen die Vollkornprodukte, die dürfen in begrenzten Mengen verzehrt werden. An der Spitze der Pyramide steht Weißmehl zusammen mit Süßwaren, auf die sollte man möglichst verzichten. Die proteinreiche Atkins-Diät tauchte seit ihrem Erscheinen in den 1970er-Jahren immer wieder auf, sie wurde zuletzt 2004 wieder populär. Der Trend zu Low-Carb ist ungebrochen: Statt Vollkorn und Sojaprodukten findet man heute zahlreiche Low-Carb- und Atkins-Produkte in den Reformhäusern der USA.

Aus den vorhandenen Diätformen werden immer wieder neue Varianten entwickelt: Die im Jahr 2009 veröffentlichte KFZ-Diät des deutschen Arztes Olaf Adam ist eine Kombinationsdiät aus Trennkost, Low-Carb und Low-Fat. K steht für Kohlenhydrate, F für Fett und Z für Zwischenmahlzeit. Morgens und mittags isst man Low-Fat, abends Low-Carb. Der Designer und Modeschöpfer Karl Lagerfeld (geb. zwischen 1933 und 1938) machte im Jahr 2000 durch eine spektakuläre Gewichtsabnahme auf sich aufmerksam. Er hatte durch die von dem französischen Arzt Jean-Claude Houdret entwickelte 3D-Diät („Designer, Doktor, Diät") etwa 42 kg abgenommen. Lagerfeld gab an, dass seine Eitelkeit das Motiv seiner neuen Ernährungsgewohnheiten sei, aus dem gleichen Grund verschweigt der Designer womöglich sein wahres Alter. Im Jahr 2002 brachte der Modeschöpfer die „3D-Diät" als Buch heraus. Die Diät ist sehr eiweißhaltig, auf Stufe eins sind nur Proteine und wenige Gemüsesorten bei insgesamt ca. 900 bis 1000 Kalorien täglich erlaubt. In weiteren Stufen wird die Energiezufuhr allmählich wieder erhöht. Zusätzlich werden diverse Nahrungsergänzungsmittel empfohlen. In ihren Grundzügen erinnert diese Diät an die Variante des französischen Diätgurus Pierre Dukan. Mit „Schlank im Schlaf" fand die Trennkost ihre Neuauflage. Der deutsche Internist Dr. Detlef Pape (geb. 1954) entwickelte die Methode. Pape betreibt seit 1993 eine Adipositas-Schwerpunktberatung mit strukturiertem Diätprogramm. Im Jahr 2006 veröffentlichte er das Buch „Schlank im Schlaf", das zu einem Bestseller wurde. Die Methode stellt die Theorie des Insulinspiegels in den Mittelpunkt. Je niedriger der Insulinspiegel, desto leichter die Gewichtsabnahme. Eiweiß und Kohlenhydrate müssen bei „Schlank im Schlaf" richtig kombiniert werden. Man darf drei Mahlzeiten zu sich nehmen, dazwischen liegen mindestens fünf Stunden Pause. Zum Frühstück gibt es eine festgelegte Menge Kohlenhydrate (Brot, Müsli, Obst, Marmelade), das Mittagessen besteht aus Mischkost und beim Abendessen wird auf Kohlenhydrate verzichtet.

Mit dem kohlenhydratfreien Abendessen kam die Stunde der Wahrheit für die Bäcker, die einen Teil ihrer Einnahmequellen schwinden sahen. Das Eiweißbrot konnte die neuen Bedürfnisse der Brotnation Deutschland mit denen der Bäckereien unter einen Hut bringen. Ein handelsübliches Eiweißbrot enthält 4,5 bis 7% Kohlenhydrate und 10,3% Fett, so hat es etwa 15% mehr Kalorien als ein übliches Mehrkornbrot.

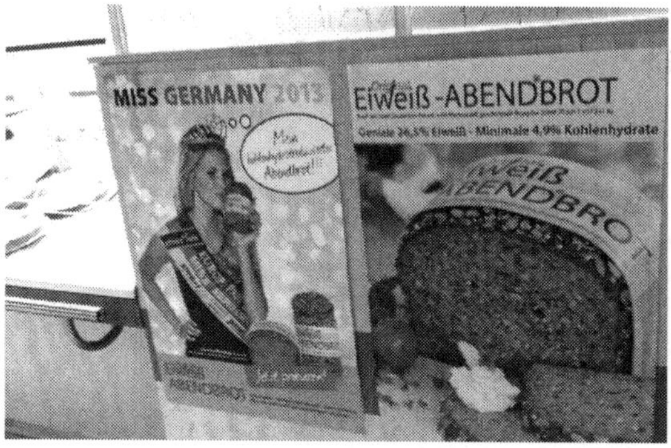

14. Werbung einer Bäckereikette für ein Eiweiß-Abendbrot

Mehr Volumen und weniger Kalorien

Die Ernährungswissenschaftlerin Barbara Rolls möchte, dass die Menschen sich satt essen. Dazu soll man bei der 2005 veröffentlichten Volumetrics-Diät Nahrungsmittel mit niedriger Kaloriendichte aufnehmen. Obst und Gemüse werden bevorzugt, Butter oder Speck sind Beispiele für sehr ungünstige Lebensmittel. Über die im Lebensmittel enthaltene Wassermenge verändert sich die Kaloriendichte. Dieses Prinzip vertritt auch der Münchner Ernährungsmediziner Volker Schusdziarra. Er berät Abnehmwillige dabei, den Speiseplan an das Prinzip anzupassen, ohne gleich alle Leckereien aus dem Alltag zu verbannen. So kann Schokolade beispielsweise durch einen Schokopudding ersetzt werden.

Trends aus den USA

Der New Yorker Diätguru David Kirsch trainiert Prominente wie Heidi Klum und Naomi Campbell. Die „New York Diät", so der Titel des gleichnamigen Buches, erlaubt Kohlenhydrate aus Obst und Gemüse, verbietet jedoch Nudeln, Reis, Kartoffeln, Brot und Zucker. Zusätzlich zum Ernährungsplan wird täglich 45 bis 90 Minuten lang trainiert. Mit David Kirschs Programm soll man in den ersten zwei Wochen gute sieben Kilogramm abnehmen. In Phase eins darf man keine Kohlenhydrate essen, in Phase zwei wird eine kleine Menge Kohlenhydrate hinzugefügt, in der dritten Phase wird das Programm weiter gelockert. Diese Diät ist eine weitere Variante der Low-Carb-Diät, kombiniert mit einem Fitnessprogramm. In Deutschland wurde das Buch im Jahr 2007 veröffentlicht.

Die US-Autorin Tosca Reno (geb. 1959) veröffentlichte 2007 ihr erstes Buch zur Clean-Eat-Diet. Clean Eating bedeutet übersetzt „sauberes

Essen". Im Jahr 2010 erreichte das Buch die berühmte Bestseller-Liste der New York Times, seitdem breitet sich Clean Eating auch in Europa aus. Die Autorin empfiehlt, jeden Tag sechs kleine Mahlzeiten zu essen, die immer komplexe Kohlenhydrate, Eiweiß und gesunde Fette (Öle, Nüsse) enthalten sollen. Man soll täglich 2-3 Liter Wasser trinken und die Portionsgröße beachten. Fertiggerichte und alles Künstliche wie Süßstoffe, schlechte Fette, Zucker und nährstoffarme Lebensmittel sind verboten. Frisches Obst und Gemüse werden bevorzugt. Das übliche Frühstück besteht aus in kochendem Wasser eingeweichten Haferflocken mit etwas Obst oder Erdnussbutter. Eine Haferkur wurde schon 1902 von Carl von Noorden als Ernährung gegen Diabetes empfohlen. Viele der neuen Ernährungstrends und Diät- oder Lifestyle-Produkte kommen heute aus den USA – dem Land, das die Fettleibigkeit am wenigsten unter Kontrolle hat.

Aus dem Abnehmen wurde im Jahr 2004 eine Show. „The Biggest Loser" begann in Amerika: Übergewichtige Teilnehmer standen im Wettbewerb, wer am meisten abnahm und alle Hürden überstand, gewann am Ende das Preisgeld. Der Titel der Show ist gleichzeitig ein Wortspiel: Ist der Übergewichtige nun der größte Verlierer oder der größte Gewichtsverlierer und damit ein Gewinner? Die erfolgreiche Show läuft mittlerweile weltweit, z.B. seit 2009 in Asien, seit 2006 in der arabischen Welt, seit 2006 in Australien und seit 2009 in Deutschland. Der jemals schwerste Teilnehmer der Show war der Australier Kevin Moore mit 255 kg. „The Biggest Loser" vertritt im Grunde eine Radikaldiät: Wer am schnellsten abnimmt, hat gute Chancen auf den Titel. Zusätzlich machen die Teilnehmer täglich stundenlang Sport und nehmen an kräftezehrenden Prüfungen teil.

Wir entgiften und entschlacken wieder

Der Mythos der Schlacken hält sich bis heute, obwohl wir nach wie vor nicht wissen, was genau Schlacken sein sollen. Vorgeschlagen wurden in der Vergangenheit Säuren, Harnstoff, Eiweißbruchstücke und Kohlendioxid – nicht zu vergessen die „Ofenrohr-Theorie" des Fastenarztes Otto Buchinger. Das Entschlacken kommt jetzt in Form der Detox-Bewegung von Amerika zurück nach Europa. Detox ist eine englische Abkürzung für „Detoxification", also Entgiftung. Anhänger der Detox-Bewegung entleeren ihren Darm, machen Obst- und Gemüsetage zur „Entlastung", gefolgt von einer ballaststoffreichen Ernährung aus Obst, Gemüse und Rohkostsäften. Meist werden diese Programme durch Baden, Sauna und Sport ergänzt. Die englische Stiftung „Sense about

Science" hat 2009 15 Detox-Produkte untersucht und für wirkungslos befunden. Menschen entgiften mit Bürsten, Shampoos, Tee oder Saft. Man kommt nicht umhin, sich an die Produkte der 1920er-Jahre zu erinnern. Die Idee des „sich Reinigens" hat die Menschen von jeher fasziniert und wird auch in Zukunft ihre Anhänger finden.

Die heute angebotenen Diätprodukte sind meist nicht gesundheitsschädlich, wenn man einmal von illegalen Importen absieht. Trotzdem treibt die Suche nach Diätmitteln weiter ihre Blüten. Dem aktuellen Trend nach mehr „Bio" und „Natur" folgend, geht es jetzt häufig um Gesundes, dem ein Diäteffekt oder ein Entschlackungseffekt attestiert wird. Die Acai-Beere der in Südamerika heimischen Kohlpalme ist hier ein gutes Beispiel. Die purpur-schwarze Beere wird in Amerika zu Getränken oder Eiscreme verarbeitet. Seit 2005 werden Produkte auf Basis der Acai-Beere in den USA und Europa als Schlankheitsmittel vermarktet. Die Nährstoffe sollen den Stoffwechsel ankurbeln, diverse Stars sollen so erfolgreich abgenommen haben.

Sind die Deutschen die dicksten Europäer?

Im April 2007 machte eine Studie Furore, wonach die Deutschen die dicksten Europäer seien. Die europaweit verwendeten Quellen waren jedoch nicht sauber vergleichbar, so dass die medienwirksame Behauptung höchstwahrscheinlich gar nicht stimmt. Wir haben es heute nicht mit einer plötzlich auftretenden Fettwelle zu tun, wie gerne suggeriert wird. Seit 1970 wächst das Übergewicht nur noch sehr langsam, wir haben ein Plateau erreicht. Die Deutschen sind in den letzten Jahren nur noch minimal dicker geworden. Im Mikrozensus 2005 war der durchschnittliche deutsche Mann 1,78 cm groß und 82,4 kg schwer, das entspricht einem BMI von 26, die durchschnittliche Frau wog 67,5 kg bei 1,65 cm und hatte einen BMI von 25. Damit ist der durchschnittliche Deutsche normalgewichtig an der Grenze zum leichten (!) Übergewicht. Ein Team rund um die Wissenschaftlerin Katherine Flegel konnte 2007 zeigen, dass Menschen mit einem BMI um 27 die höchste Lebenserwartung haben. Diätindustrie und Wissenschaftler konnten das kaum glauben, daher ist das Phänomen auch als „Obesity Paradox" bezeichnet geworden (Paradox der Fettleibigkeit). Man glaubt, die gesteigerte Lebenserwartung der leicht Übergewichtigen läge an der besseren ärztlichen Überwachung dieser Menschen, jedoch könnte auch der Volksmund mit seiner Annahme richtig liegen, dass dicke Menschen im Krankheitsfall „etwas zum Zusetzen haben". Da könnte man auf die Idee kommen, dass die Deutschen im Schnitt fast das

Gewicht haben, das die höchste Lebenserwartung bringt. Lieber zeigen die Medien Einzelfälle von unfassbar dicken Menschen, um das Bild vom stetig steigenden Übergewicht in unseren Köpfen zu verankern. Dabei steigt das Krankheitsrisiko erst ab einem BMI von 30 an, zwischen 30 und 35, also jenseits des „leichten Übergewichts“ haben die Menschen etwa die gleiche Lebenserwartung wie untergewichtige Menschen (z.B. die allermeisten Models). Ein Model hat die gleiche Lebenserwartung wie ein Fettleibiger? Das passt nicht in unser gegenwärtiges Denken. Die aktuelle Fettwelle, unter der wir angeblich leiden, existiert nach der Meinung der Soziologen nicht, auch nicht für die Fettleibigkeit der Kinder. Das Gleiche gilt für die USA: Auch hier nimmt die Zahl der Übergewichtigen nur noch langsam zu, das Plateau ist längst erreicht. Der Hauptanstieg war in den USA in den 1970er- und 1980er-Jahren zu beobachten.

Obwohl das mittlere Gewicht der Menschen nur noch leicht ansteigt, heißt das im Umkehrschluss natürlich nicht, dass alle übergewichtigen Menschen kerngesund seien. Aber es gibt zahlreiche Menschen, die ihr Körpergewicht aus gesundheitlicher Sicht wesentlich entspannter betrachten könnten, würde das gegenwärtige Schönheitsideal sie nicht so unter Druck setzen.

Was haben wir gelernt?

Nach wie vor hat niemand den Stein der Weisen der Ernährung gefunden. Haben wir zumindest aus den Erfahrungen der Vergangenheit gelernt?

Ende 2011 waren in Deutschland sieben Millionen Menschen im Fitnessstudio angemeldet. In zahlreichen Kellern, Schlafzimmern und Hobbyräumen tummeln sich Ergometer, Crosstrainer, Rudergeräte, Stepper und Bauchweg-Maschinen. Inspiriert von Low-Carb, Trennkost und „Schlank im Schlaf" hat sich mittlerweile der Trend durchgesetzt, dass man abends auf Kohlenhydrate verzichtet. Viele Menschen beachten diese Regel, auch wenn sie gerade keine Diät durchführen. Die Kalorienrestriktion hat es ebenfalls in die heutige Zeit geschafft, wobei 300.000 Deutsche lieber Punkte statt Kalorien zählen: Nachdem im Jahr 1970 das erste deutsche Weight-Watchers-Treffen stattfand, hat sich das seit 2001 börsennotierte Unternehmen zu einer bekannten Marke entwickelt. Neben Reduzierung der Energiezufuhr fördert das regelmäßig angepasste Programm die Umstellung der Ernährung. Das Sammelsurium an Diäten wird trotz klar auszumachender Trends immer bunter: Die „Bild der Frau" titelte nach 2010 mit die Abwehrkräfte stärkenden „Schlank-Suppen", einer „Kalorienspar-Tabelle", der „Blitzkur mit Reis", einer „Hähnchen-Diät", der „neuen Trennkost", „Schlank-Medizin aus der Natur", sowie „Detox-Rezepten".

Zu allem bereit

Obwohl die heutigen Diäten meist moderater daherkommen, sind viele Menschen nach wie vor zum Äußersten bereit. Schon im Jahr 1954 hatte der englische Arzt Dr. Albert Simeons die hCG-Diät entwickelt. HCG oder „humanes Choriongonadotropin" ist ein Schwangerschaftshormon, das während der Schwangerschaft vom Mutterkuchen produziert wird. Das Hormon wurde von Simeons mit einer 500 bis 800 Kalorien enthaltenden Diät kombiniert. Die hCG-Spritze soll Schwäche und Stimmungstiefs verhindern und dabei helfen, spezielle Fettdepots abzubauen. Die Diät kommt seit ihrer Erfindung immer wieder in Mode, zuletzt im Jahr 2011. Zwei Tage lang darf man schlemmen, dann gibt es drei Wochen lang nur noch 500 Kalorien täglich zusammen mit Hormonspritzen. Die amerikanische Zulassungsbehörde warnt dringend vor der Diät, es kann zu Nierensteinen und Herzrhythmusstörungen kommen. Davon abgesehen gibt es keinerlei Beweise für eine gewichtsreduzierende, stimmungsaufhellende oder appetitbremsende Wirkung des Hormons hCG. Das Hormon ist nur deshalb überhaupt als Medikament erhältlich, weil es von Frauen mit Kinderwunsch zur

Auslösung des Eisprungs eingesetzt wird. Da es verfügbar ist, wird es missbraucht.

Aber es geht noch schlimmer: Der Schönheitschirurg Nikolas Chugay näht seit 2009 ein Kunststoffplättchen auf die Zunge seiner Patienten. Dieses Material wird eigentlich im Bauchraum verwendet, um einen Bruch der Bauchdecke zu verschließen. Vier Wochen lang kann der Patient nichts essen, weil Essen mit diesem festgenähten Stück Kunststoff im Mund große Schmerzen verursacht. Nach vier Wochen wird das Plättchen entfernt, da es sonst in der Zunge verwachsen könnte. Die schmerzhafte Prozedur kostet in den USA 2000 Dollar und ist in Venezuela bereits für 150 Dollar zu haben. Seit 2012 kann man den Eingriff in einer Klinik in Caracas durchführen lassen. In den USA kann man die Prozedur in Los Angeles in Chugays Praxis über sich ergehen lassen. Zu den Nebenwirkungen gehören Schwierigkeiten beim Sprechen, Schlafstörungen aufgrund der Schmerzen, Infektionsrisiko und Abstoßungsreaktionen. Bisher waren etwa 1000 Patienten verzweifelt genug, diese Methode zu testen. Gerade auch die schönheitsbewussten Südamerikaner sind gewillt, für die Figur bis zum Äußersten zu gehen: Insulin wird genauso missbraucht wie Mittel, die Erbrechen auslösen.

Dagegen wirken die Ergebnisse der Universität Pittsburgh geradezu harmlos und sind zudem kostenfrei in der Durchführung: Stellt man sich Essen vor, so bekommt man zunächst Appetit oder sogar Hunger. Die Werbeindustrie nutzt das geschickt für ihre Zwecke aus. Treibt man die Idee in der Vorstellungskraft jedoch weiter und stellen sich das Essen Bissen für Bissen vor, so isst man später weniger. Dies konnte in einem Experiment mit Studenten gezeigt werden. Immerhin ist die Beobachtung weder teuer noch gesundheitsschädlich und könnte in der Zukunft bei der Behandlung diverser Süchte wie Rauchen und Alkoholabhängigkeit hilfreich sein. Bei Appetit und Lust auf Essen versucht man also nicht, sich abzulenken, sondern denkt gezielt an das gewünschte Essen und verzehrt es in Gedanken Bissen für Bissen.

Seit Jahren wird zusätzlich zur „Ernährungsumstellung" auch die Bewegung propagiert, eine durchaus sinnvolle Maßnahme. Untrainierte sollten es jedoch langsam angehen lassen und die Belastung nach und nach steigern. CrossFit ist ein neuer Trend in Europa, der in den 80er-Jahren von dem Turner Greg Glassmann entwickelt wurde. 1995 wurde das erste CrossFit-Studio eröffnet. Zu Beginn hielten sich Polizei und Militär mit dieser Methode in Form. CrossFit kombiniert Gewichtheben, Sprinten und Gymnastik, es werden Ausdauer, Kraft, Beweglichkeit, Schnelligkeit, Geschicklichkeit und Balance gleichzeitig trainiert. Das Training führt die Menschen an ihre Leistungsgrenze. CrossFit ist eine Gegenbewegung zu den indirekten Versprechen vieler Anbieter, man könne ohne Aufwand viel erreichen. Das Programm wirkt über den Kick, den die körpereigenen Endorphine aufgrund der heftigen Anstrengung ausschütten. Für Sportanbieter gibt es zwei verschiedene Zielgruppen: Die einen wollen an ihre Grenzen gehen und auch mal etwas riskieren, die anderen wollen ohne großen Aufwand möglichst viel erreichen. Wechselt CrossFit die Zielgruppe und spricht die Untrainierten an, so könnte es zu zahlreichen Verletzungen kommen. Übrigens gibt es auch beim in Mode gekommenen Yoga deutlich mehr Verletzungen, als man der „sanften Sportart" zutrauen würde. Grund ist der Ehrgeiz der Teilnehmer, die ihren Körper über seine Grenzen hinaus belasten.

Wickeln und entwässern

Wir wissen heute schon viel mehr über die Biochemie der Ernährung, das mag man bei manchen Diätangeboten gar nicht glauben. Die sogenannten „Body Wraps" (Körperwickel) sind in vielfacher Ausfertigung beliebt. Menschen werden in Heilerde und Tücher gepackt oder gleich mit haushaltsüblicher Küchenrolle umwickelt. Man kann entweder auf einer Liege entspannen oder muss sich z.B. auf einem Stepper bewegen und schwitzen. Die Methoden erinnern an Trotula von Salerno, die im Mittelalter ihre übergewichtigen Patienten im heißen Sand der süditalienischen Küste schwitzen ließ. Auch Entwässerungsmittel pflanzlichen und chemischen Ursprungs werden zu diesem Zwecke gerne missbraucht. Das pflanzliche Präparat Biofax warb um die Jahrtausendwende ganz gezielt mit dem Spruch: „Nehmen Sie doch einfach ein paar Liter ab!" Dies funktioniert genau so lange, wie man das Entwässerungsmittel auch einnimmt. Eine weitere beliebte und teure Methode sind Geräte, die mit Unterdruck arbeiten. Ein Ergometer wird so ummantelt, dass man den Unterkörper in einem leichten Vakuum trainieren kann. Ziel dieser Methode ist es, die Problemzonen gezielt anzugehen. Das erinnert irgendwie an die Seifen aus den 1920er-Jahren, die versprachen, das lästige Fett wegzuwaschen.

Kinder auf Diät

Das Thema „Diäten für Kinder“ könnte ein eigenes Buch füllen, denn es gibt mittlerweile zahlreiche Angebote und Schulungsprogramme, welche Kindern bewusste Ernährung und Bewegung nahebringen und teilweise fantasievolle Namen haben: „FITOC“, „BABELUGA“, „Move & eat & more“, „RALLYE ENEGY“, „Obeldicks“, „Adifit“ und „KIDS“. 1859 wurde in der Zeitschrift „Lancet“ die erste medizinische Fallstudie zum Thema Fettleibigkeit bei Kindern publiziert. Dr. Lulu Hunt Peters (1873-1930) hatte 1924 ein Diätbuch für Kinder veröffentlicht, das auf dem Zählen von Kalorien basierte. Die US-Kinderärztin Joanna Dolgoff hat im Jahr 2009 das Buch „Red Light, Green Light, Eat Right“ (Rotes Licht, grünes Licht, iss richtig) veröffentlicht. Sie bringt Kindern das gesunde Essen mit einem Ampelsystem nahe. Grün darf und soll zu jeder Mahlzeit gegessen werden. Gelb darf ab und zu gegessen werden. Jede Woche gibt es für das Kind zwei rot gekennzeichnete Lebensmittel zum Naschen. Obst, Gemüse und fettfreier Käse kann das Kind jederzeit essen, ansonsten gibt es drei Haupt- und zwei Zwischenmahlzeiten. Der Fokus der Ernährung liegt auf eiweiß-

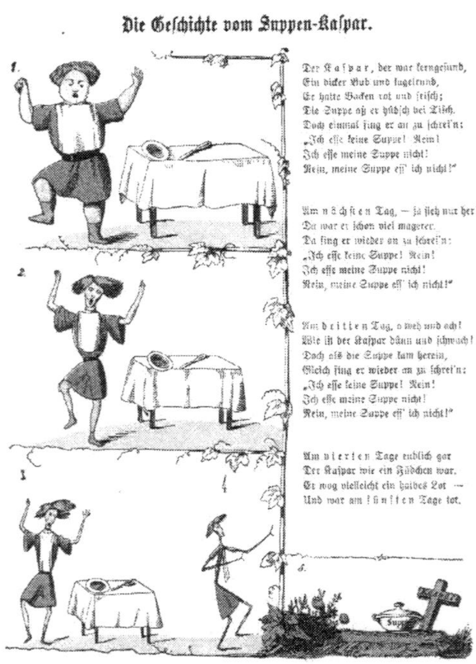
Die Geschichte vom Suppen-Kaspar.
Der Kaspar, der war kerngesund,
Ein dicker Bub und kugelrund,
Er hatte Backen rot und frisch;
Die Suppe aß er hübsch bei Tisch.
Doch einmal fing er an zu schrei'n:
„Ich esse keine Suppe! Nein!
Ich esse meine Suppe nicht!
Nein, meine Suppe ess' ich nicht!“
Am nächsten Tag, — ja sieh nur her!
Da war er schon viel magerer.
Da fing er wieder an zu schrei'n:
„Ich esse keine Suppe! Nein!
Ich esse meine Suppe nicht!
Nein, meine Suppe ess' ich nicht!“
Am dritten Tag, o weh und ach!
Wie ist der Kaspar dünn und schwach!
Doch als die Suppe kam herein,
Gleich fing er wieder an zu schrei'n:
„Ich esse keine Suppe! Nein!
Ich esse meine Suppe nicht!
Nein, meine Suppe ess' ich nicht!“
Am vierten Tage endlich gar
Der Kaspar wie ein Fädchen war.
Er wog vielleicht ein halbes Lot —
Und war am fünften Tage tot.

15. Was würde in einer modernen Version des Struwwelpeters in der Kindergeschichte über das Essen stehen?

und ballaststoffreichen Mahlzeiten, damit das Kind länger satt bleibt. Im Jahr 2011 hat der auf Hawaii lebende Autor Paul Kramer das Buch „Maggie goes on a diet" (Maggie macht Diät) veröffentlicht, das weltweit in die Schlagzeilen kam. Obwohl allerorts Diät-, Ernährungs- und Bewegungsprogramme für übergewichtige Kinder aufgelegt werden, war dieses Buch vielen Eltern, Erziehern und Kinderärzten ein Dorn im Auge: Die pummelige Maggie wurde in der Schule wegen ihres „großen Hinterns" gehänselt und konnte sich durch ihre Gewichtsabnahme vom unbeliebten Außenseiter zum beliebten und erfolgreichen Kind mausern: Die dünne Maggie fand plötzlich Freunde, schrieb gute Noten und wurde sogar zum Fußballstar an ihrer Schule. Nach der medialen Aufregung hat der Autor das Buch jetzt umbenannt, es heißt jetzt „Maggie eats healthier" (Maggie isst gesünder), der Inhalt ist jedoch gleich geblieben.

Der Kreis schließt sich

Erinnern Sie sich an die Banting-Diät? Daran, wie Ebstein empfahl, zusätzlich zum Eiweiß mehr Fett hinzuzufügen? Wir befinden uns nach der Low-Fat-Bewegung mitten in der Low-Carb-Phase. Und – ob Sie es glauben oder nicht – der neue „Ebstein" ist schon da! Im Jahr 2012 kam ein Buch der US-Wissenschaftler Paul und Shou-Ching Jaminet mit dem Titel „Perfect Health Diet" auf den amerikanischen Markt. Die Wissenschaftler empfehlen, mehr Fett zu essen und die Kohlenhydrate zu kürzen. Auch etwas Eiweiß soll eingespart werden, sonst wird die neue Diät zu energiereich. Im Gegensatz zu Ebstein unterscheidet das Ehepaar Jaminet bei den Fetten, man empfiehlt bevorzugt „gute Fette" und legt dem Leser nahe, den Konsum „schlechter Fette" einzuschränken. So schließt sich der Kreis und wir beginnen von vorne, wenn auch mit leichten Modifikationen. Wir werden die Nulldiät und das Fasten wieder „entdecken", werden wie die Griechen die Balance suchen, Rohkost und Vollkorn verspeisen, alte und neue Wundermittel oder „Super Foods" probieren und abwechselnd einzelne Nährstoffe oder Lebensmittel bevorzugen. Neben den „neuen Diäten" können wir jederzeit aus dem Fundus der alten Diäten schöpfen. Sie könnten sich z.B. gleich morgen zur Schrothkur anmelden und ihren Durst mit Landwein stillen.

Die Auswahl ist riesig – guten Appetit!

Literatur

Baumgartner, Judith: Ernährungsreform – Antwort auf Industrialisierung und Ernährungswandel; Peter Lang Verlag (1992)

Banting, William: Letters on Corpulence, Addressed to the Public; London (1863)

Briesen, Detlef: Das gesunde Leben: Ernährung und Gesundheit seit dem 18. Jahrhundert; Campus Verlag (2010)

Brooks, S. J.; O'Daly, O.; Uher, R.; Friederich, HC.; Giampietro, V.; Brammer, M.; Williams, S. C. R.; Schiöth, H. B.; Treasure, J.; Campbell, I. C.: Thinking about eating food activates visual cortex with reduced bilateral cerebellar activation in females with anorexia nervosa: an fMRI study.: Public Library of Science (2006)

Cornaro, Luigi: Vom massvollen Leben oder die Kunst, gesund alt zu werden; Manutius-Verlag (1997)

Didou-Manent, Michèle; Ky, Tran; Robert, Hervé: Dick oder dünn? Bastei Lübbe Verlag (2000)

Ewald, Carl Anton; Munk, Immanuel: Diät und Diätotherapie; Urban & Schwarzenberg (1915)

Foxcroft, Louise: Calories and Corsets – A History of Dieting over 2,000 Years; Profile Books (2012)

Frumusan, Jean: Die Verjüngungskur: Die Pflicht, die Möglichkeit und die Mittel; B. Schwalbe & Co. (1925)

Hoche, Richard: „Oertel, Eucharius Ferdinand Christian", in: Allgemeine Deutsche Biografie (1887)

Hunt Peters, Lulu: Dieting and Health: With Key to the Calories; Cornell University Library (1918)

Kriwanek, St.; Abdullah S. A.; Beckerhinn, P.; Hoffer, F.; Schermann, M.: Malabsorptive Eingriffe bei morbider Adipositas; Journal für Ernährungsmedizin (2004)

Leitzmann, Claus; Keller, Markus; Hahn, Andreas: Alternative Ernährungsformen; Georg Thieme Verlag (2005)

Liesegang, Jörg: Die Gelatine in der Medizin; Archiv der Universitätsbibliothek Heidelberg (2006)

Merta, Sabine: Wege und Irrwege zum modernen Schlankheitskult: Diätkost und Körperkultur als Suche nach neuen Lebensstilformen 1880-1930; Franz Steiner Verlag (2003)

Merta, Sabine: Schlank! Ein Körperkult der Moderne; Franz Steiner Verlag (2008)

Merz, Tonia: Die Geschichte des Korsettes; Diplomarbeit FHTW Berlin (2001)

Ogden, C. L.; Yanovski, S. Z.; Carroll, M. D.; Flegal, K. M.: The epidemiology of obesity. Gastroenterology (2007)

Partl, S.; Waller, S. J.: Die Formuladiät als Hilfsmittel in der Kombinationstherapie von Adipositas; Journal für Ernährungsmedizin (2000)

Rosenfeld, G: Die Gefahren Der Entfettungskuren; Stuttgart (1886)

Schmidt-Semisch, Henning (Hrsg.), Schorb, Friedrich (Hrsg.): Kreuzzug gegen Fette: Sozialwissenschaftliche Aspekte des gesellschaftlichen Umgangs mit Übergewicht und Adipositas; VS Verlag für Sozialwissenschaften (2008)

Sommer, Andreas Urs: Nietzsche-Kommentar: „Der Fall Wagner" und „Götzen-Dämmerung"; Walter de Gruyter (2012)

Steinmetz, Stefan: Die Brotfrage-gelöst! Durch Enthülsung des Getreides und Gewinnung hygienischer, vollwertiger Mehle (1929)

Stolberg, Michael: Fat and obesity in early modern medicine (c. 1500-1750); Studies in History and Philosophy of Biological and Biomedical Sciences (2011)

Internetquellen

(abgerufen im Juli 2013)

Blutgruppen-Diät: http://www.blutgruppendiaet.com

Deutschen Gesellschaft für Ernährung: http://www.dge.de

Diabetesmuseum München: http://www.diabetesmuseum.de

Dr. Schnitzer: http://www.dr-schnitzer.de

Internisten im Netz: http://www.internisten-im-netz.de

KFZ-Diät: http://www.kfzdiaet.de

LOGI-Methode: http://www.logi-methode.de

LowFett 30: https://www.lowfett.de

Manuel Uribe: http://www.manueluribe.com

Metabolic Balance: http://de.metabolic-balance.com

Michel Monticnac: http://www.montignac.com

Nationale Verzehrs Studie II: http://www.bmelv.de

Perfect Health Diet: http://perfecthealthdiet.com

Schlank im Schlaf: http://www.schlank-im-schlaf-coach.de

Sense about Science: http://www.senseaboutscience.org

Strunz-Diät: http://www.strunz.com

The Master Cleanse: http://themastercleanse.org

Weight Watchers: https://www.weightwatchers.de

Wikipedia: http://www.wikipedia.org (deutsch, englisch und französisch)

Zeitschriften und Zeitungen

Apotheken Umschau, Ärztezeitung, Bild der Frau, Brigitte, Der Spiegel, Die Zeit, Focus, Lancet, Manager Magazin, Stern, Süddeutsche, The Guardian (UK), The Independent, The New York Times, Time World

Bildverzeichnis

Titel: Joan Crawford, 1927 © Library of Congress, USA

1. Studienblatt Paul Cézanne (1839-1882)
2. Der Völler, Georg Emanuel Opitz (1804)
3. Marie Antoinette, Martin van Meytens (1767)
4. Stolz und Vorurteil (Jane Austen), Hugh Thomson (1860-1920) © privat
5. Kaiserin Elisabeth von Österreich, Franz Hanfstaengl (1854)
6. Modezeichnung, Paul Poiret (1908) © La Couturière Parisienne
7. Queen Victoria, Alexander Bassano (1887)
8. Eugen Sandow, Benjamin J. Falk
9. Mutter mit Kindern, SS-Leitheft (1943) © Das Bundesarchiv
10. Marilyn Monroe (1954) © United States Government
11. Vorführung DHfK (Bild 183-37600-0004, 1956) © Das Bundesarchiv
12. Modefotografie (ca. 1970) © Jens K. Müller, Hamburg
13. Fitnessstudio © David Mark
14. Plakat Eiweißbrot © privat
15. Suppen-Kaspar, Heinrich Hoffmann (1845)

Printed in Germany
by Amazon Distribution
GmbH, Leipzig

25158623R00075